101

USOS INCREÍBLES

de la

CÚRCUMA

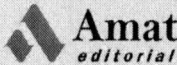
Amat
editorial

Amat Editorial, sello editorial especializado en la publicación de temas que ayudan a que tu vida sea cada día mejor. Con más de 400 títulos en catálogo, ofrece respuestas y soluciones en las temáticas:

- Educación y familia.
- Alimentación y nutrición.
- Salud y bienestar.
- Desarrollo y superación personal.
- Amor y pareja.
- Deporte, fitness y tiempo libre.
- Mente, cuerpo y espíritu.

E-books:
Todos los títulos disponibles en formato digital están en todas las plataformas del mundo de distribución de e-books.

Manténgase informado:
Únase al grupo de personas interesadas en recibir, de forma totalmente gratuita, información periódica, newsletters de nuestras publicaciones y novedades a través del QR:

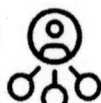
Dónde seguirnos:

 | @amateditorial

   | **Amat Editorial**

Nuestro servicio de atención al cliente:
Teléfono: **+34 934 109 793**
E-mail: **info@profiteditorial.com**

SUSAN BRANSON

101
USOS INCREÍBLES
de la
CÚRCUMA

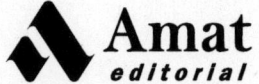
Amat
editorial

La edición original de esta obra ha sido publicada en inglés por Familius, con el título *101 amazing uses for turmeric*, de Susan Branson.

© Susan Branson, 2025
© Profit Editorial I., S.L., 2025
   Amat Editorial es un sello de Profit Editorial I., S.L.
   Travessera de Gràcia, 18-20, 6.º 2.ª. 08021 Barcelona

Diseño de cubierta: XicArt
Maquetación: Jordi Villafranca Baldrich

ISBN: 978-84-19870-90-2
Depósito legal: B 5464-2025
Primera edición: Abril de 2025

Impresión: Gráficas Rey
Impreso en España – *Printed in Spain*

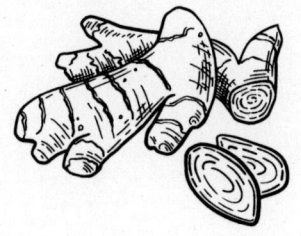

ÍNDICE

CAPÍTULO 2: BIENESTAR FÍSICO Y MENTAL

CAPÍTULO 3: BELLEZA

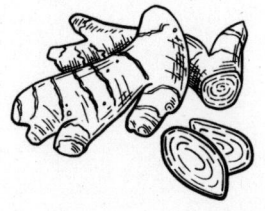

INTRODUCCIÓN
LA CÚRCUMA, UNA RAÍZ CON MUCHOS USOS

—

La mayoría de la gente compra la cúrcuma, ese polvo de color amarillo intenso, en el pasillo de las especias del ssúpermercado. Por eso puede sorprender ver la cúrcuma entera, en forma de rizoma.

El rizoma es en realidad el tallo horizontal, que crece bajo tierra, de la planta. A partir de él, el tallo que sale a la superficie contiene las hojas y las flores y se eleva aproximadamente un metro por encima del suelo. Por debajo de la superficie, las raíces se ramifican por la tierra a partir del rizoma. A menudo, al rizoma se le denomina *raíz*, por lo que, cuando oigamos el término *raíz de cúrcuma*, en realidad nos estaremos refiriendo al rizoma.

La cúrcuma se parece mucho al jengibre y, de hecho, forma parte de la misma familia. El rizoma principal suele crecer hasta siete u ocho centímetros de largo y dos y medio de diámetro, aunque los hay más pequeños. Los rizomas, que se ramifican en todas direcciones, son tuberosos, de aspecto segmentado y rugoso. El exterior es de color marrón amarillento y el interior, naranja, similar al de una zanahoria.

Los rizomas se recolectan, se hierven durante unos cuarenta minutos, se secan en hornos y se muelen hasta obtener el conocido polvo amarillo anaranjado. Utilizada sobre todo como especia en platos indios y del sudeste asiático y como una de las principales especias del curri, la cúrcuma tiene un sabor dulce y ligeramente amargo que combina bien con el coco, los chiles, la ternera, la carne de ave, el marisco y otras especias, como la pimienta, el comino, el jengibre o la nuez moscada. La cúrcuma se utiliza tanto por su sabor como por su color. Dependiendo de la cantidad, dará a un plato cualquier tonalidad entre el amarillo mantequilla suave y un color naranja fuerte, como el de la flor de la caléndula. Su idoneidad como colorante la hace ideal en las industrias alimentaria, textil y de belleza, que la usan para dar color a alimentos, telas y productos cosméticos.

El color amarillo de la cúrcuma procede de uno de sus principales componentes, un polifenol llamado *curcumina*, que constituye aproximadamente el 6 % del rizoma. En las últimas décadas, la comunidad médica ha empezado a prestar atención a la cúrcuma y miles de estudios han demostrado que tanto la cúrcuma como la curcumina tienen propiedades antioxidantes, antiinflamatorias, antimicrobianas, anticancerígenas e hipoglucemiantes. Estas propiedades pueden tener aplicaciones de gran alcance y cada vez oímos hablar más de los efectos curativos o beneficiosos de la cúrcuma en afecciones de todo tipo.

LA HISTORIA PERDURABLE DE LA CÚRCUMA

La cúrcuma se utiliza desde hace más de cuatro mil años y sus orígenes se sitúan en el sudeste asiático o la India. Utilizada primero como especia en la comida y en ceremonias religiosas, pronto pasó a ser reconocida y venerada por sus variadas propiedades curativas en las prácticas médicas tradicionales ayurvédica y unani de estas regiones. Sus habitantes la utilizaban para calmar hinchazones, curar heridas, aliviar gases, eliminar lombrices, mejorar la digestión y tratar trastornos respiratorios y hepáticos. Incluso en el *Compendio* de Súsruta, un antiguo texto indio sobre medicina y cirugía, se recoge una receta sobre el uso de la cúrcuma para aliviar los efectos nocivos de la comida envenenada.

A medida que aumentaba la reputación de la cúrcuma, se extendía su demanda y pronto esta especia se empezó a encontrar por toda Asia, África y Europa. En sus legendarios viajes, Marco Polo habló de una raíz maravillosamente colorida, similar en calidad al azafrán; se refería al hermoso color naranja de la cúrcuma. Sin duda, el sobrenombre de la cúrcuma como «azafrán indio» se debe en parte al comentario del legendario viajero veneciano. Posteriormente, la cúrcuma eclipsó la popularidad del azafrán como colorante para alimentos y tintura para ropa. Esto se debió a que la cúrcuma actuaba como un tinte de mejor calidad que el azafrán y era mucho menos costosa.

En la actualidad, la India sigue siendo el mayor productor, consumidor y exportador de cúrcuma. El indio consume, por término medio, entre 100 y 200 miligramos al día,[1] mucho más que en el resto del mundo. La tradición de utilizar la cúrcuma en ceremonias religiosas ha perdurado en algunas partes de la cultura india. Los novios se aplican pasta de cúrcuma en la cara y el cuerpo antes de la boda como parte de un ritual de purificación y para calmar los nervios. En otras regiones, el novio ata un cordón amarillo teñido de cúrcuma alrededor del cuello de la novia como símbolo de la entrada en un matrimonio sagrado y para asegurar éxito y fertilidad.

En el mundo occidental, la cúrcuma se utiliza principalmente como especia en la comida, pero también como colorante. Sin embargo, sus propiedades medicinales han ido ganando popularidad. A principios del siglo XVIII, el botánico alemán Vogel y el farmacéutico francés Pelletier aislaron la curcumina de los rizomas de la cúrcuma y otros científicos posteriores empezaron a descubrir la asombrosa variedad de propiedades que tiene la curcumina. En 1937, Oppenheimer publicó el primer artículo sobre los efectos curativos de la curcumina en casos de inflamación de la vesícula biliar.[2] Desde entonces, numerosas investigaciones, incluidos ensayos clínicos, han puesto de manifiesto el enorme y trascendental potencial de la cúrcuma para la salud humana.

LAS DIFERENTES FORMAS DE UTILIZAR LA CÚRCUMA

—

La cúrcuma puede encontrarse en polvo, como raíz fresca (rizoma) o incluso encurtido. También puede tomarse como suplemento. La cúrcuma molida se obtiene pelando, hirviendo, secando y moliendo la raíz. La mayoría de la gente va directamente a la sección de especias del supermercado y toma un bote pequeño de esta especia seca molida. Es fácil de usar y se conserva hasta dos años bien guardada. Sin embargo, tiende a perder propiedades a los seis meses. La vida útil puede prolongarse guardando la especia en un tarro con tapa hermética y colocándolo en un armario fresco y oscuro. La luz solar y el calor aceleran su degradación. A veces, la raíz se seca y se vende entera, pero solo se encuentra en tiendas especializadas o mercados asiáticos. Es interesante señalar que el proceso de hervir y secar la cúrcuma fresca para obtener el rizoma seco y, de él, el polvo, aumenta su efecto antioxidante.[3, 4]

Las raíces frescas de la cúrcuma pueden pelarse y cortarse en trozos pequeños o rallarse con un rallador y utilizarse en diversos platos. La cúrcuma cruda se puede exprimir o añadir a batidos. Cocinar con cúrcuma aporta abundantes beneficios para la salud, a la vez que da un sabor ligeramente amargo o picante y un bonito color amarillo. Si compras cúrcuma fresca, elige una que sea firme y lisa, sin arrugas. Evita las partes que tengan moho. La raíz puede envolverse en papel de cocina, sellarse en una bolsa de plástico y guardarse en el frigorífico hasta dos semanas. Si se congela, puede conservarse seis meses o más. Ten en cuenta que la congelación de la cúrcuma suavizará su consistencia, pero su sabor seguirá siendo intenso. Como regla general, al cocinar con cúrcuma, dos centímetros de la raíz fresca equivale aproximadamente a una cucharadita de su equivalente molido.

La cúrcuma encurtida se prepara pelando la raíz y cortándola en trozos del tamaño de un bocado. El proceso mancha las manos, por lo que se recomienda utilizar guantes de cocina. Los trozos de cúrcuma se colocan en un tarro de cristal con zumo de limón y vinagre de sidra. Hay que cerrarlo herméticamente y refrigerarlo durante aproximadamente una semana para que esté listo. Debe consumirse durante los tres meses siguientes.

Los suplementos de cúrcuma se ofrecen para obtener sus beneficios medicinales en un cómodo envase. Se presentan en forma de comprimidos o cápsulas que contienen polvo de raíz de la planta o curcumina concentrada, extraída también de la raíz. Dado que la mayor parte de los beneficios para la salud proceden de la curcumina, se recomienda que quienes busquen suplementos elijan uno que tenga un alto porcentaje de ella.

Al tomar cúrcuma por motivos de salud, es importante tener en cuenta que la biodisponibilidad (la proporción utilizada por el organismo) de la curcumina es muy baja. Solo se absorben pequeñas cantidades en el torrente sanguíneo. Al añadir piperina, presente en la pimienta negra, a la curcumina se aumenta la biodisponibilidad en un 2000 %.[5]

Otra posibilidad es combinar la cúrcuma con una grasa, como el aceite de coco. La curcumina se une a la grasa y es transportada a través de la pared intestinal hasta el torrente sanguíneo, donde queda disponible para su uso en el organismo.

¿CUÁNTA CÚRCUMA DEBO UTILIZAR?

—

En los estudios sobre los efectos beneficiosos de la cúrcuma se han utilizado entre 0,5 gramos y 6 gramos al día de cúrcuma en polvo. Otros estudios han recurrido a la curcumina extraída de la cúrcuma en cantidades que oscilan entre 1 y 4 gramos al día. Las cantidades se administraron diariamente durante un máximo de nueve meses y demostraron un buen nivel de tolerancia, seguridad y eficacia en su finalidad terapéutica prevista. Un estudio se propuso encontrar la dosis máxima tolerable de curcumina y administró a los sujetos dosis crecientes hasta un máximo de 12 gramos. Todas las dosis resultaron seguras en seres humanos.[6] Cabe señalar que varios participantes experimentaron algunos efectos secundarios leves y que este estudio solo probó una dosis única, no dosis diarias consecutivas como las que se propusieron para mejorar las condiciones de salud. Para obtener tales beneficios, el Centro Médico de la Universidad de Maryland recomienda tomar entre 1 y 3 gramos de cúrcuma en polvo al día. Esto equivale a entre ⅓ y 1 cucharadita al día. No existen recomendaciones específicas para los niños, pero la dosis puede determinarse en función del peso. A título orientativo, si un niño pesa unos 15 kilos, puede tomar un tercio de la cantidad recomendada para adultos.

¿ES SEGURO TOMAR CÚRCUMA?

—

Los organismos reguladores han determinado que, cuando se toman en las dosis recomendadas, tanto la cúrcuma como la curcumina son seguras. Ahora bien, el comsumo en dosis altas por vía oral puede causar diarrea, náuseas o malestar estomacal. Como ocurre con cualquier sustancia, pueden producirse alergias y algunas personas han informado de una leve erupción cutánea con picor tras su uso tópico. El consumo oral puede afectar negativamente a la salud si existen afecciones de la vesícula biliar, reflujo gastroesofágico y carencia de hierro. También hay que evitar la cúrcuma antes de una intervención quirúrgica o en casos de trastornos hemorrágicos. Se sabe que ralentiza la coagulación de la sangre. En grandes cantidades puede estimular el útero, por lo que las mujeres embarazadas deben vigilar más su consumo.

Asegúrate de consultar con el médico antes de consumir cúrcuma si estás bajo cualquier tipo de medicación. La cúrcuma puede ralentizar el metabolismo de ciertos fármacos y aumentar sus efectos secundarios. También puede potenciar el efecto de algunos fármacos. Tomar medicamentos para la diabetes en combinación con la cúrcuma puede hacer que los niveles de azúcar en sangre bajen demasiado. Los diabéticos también deben tener en cuenta que tomar cúrcuma junto con otras hierbas hipoglucemiantes, como la garra del diablo, el ajo y el *ginseng*, también puede aumentar este efecto.

CAPÍTULO 1

ALIVIO DE ENFERMEDADES E INFECCIONES

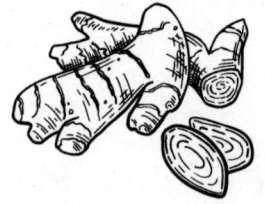

1. ALERGIAS

Pueden aparecer en primavera, cuando el polen inunda el aire, en casa de un amigo, cuando su gatito se te frota contra la pierna, o después de comer el almuerzo más satisfactorio en la marisquería más popular de tu ciudad. Las reacciones alérgicas pueden causar irritaciones leves, que se traducen en congestión nasal, ojos llorosos o dolor de cabeza leve, o ser tan graves que pueden poner en peligro la vida. Ocurren cuando el sistema inmunitario reacciona a una sustancia, ya esté pululando en el aire, se absorba a través de la piel o se ingiera al comer. Aunque estas sustancias no causan problemas a la mayoría de las personas, el sistema inmunitario de quien padece una alergia reconoce la sustancia desencadenante como un invasor no deseado y lanza un ataque contra ella. Para cada alérgeno se producen anticuerpos específicos en el organismo que lo identifican como nocivo. Cada vez que una persona entra en contacto con ese alérgeno, se activa la respuesta.

Las alergias no tienen cura, pero existen muchos medicamentos, con y sin prescripción, que ayudan a aliviar los síntomas. Entre ellos se encuentran los antihistamínicos, los descongestivos y los corticosteroides. Pueden provocar somnolencia, hipertensión, insomnio, irritabilidad, restricción del flujo urinario, debilidad muscular, retención de líquidos y aumento de peso, entre otros muchos efectos secundarios. En ocasiones puede ser peor el remedio que la enfermedad.

La cúrcuma se ha utilizado tradicionalmente para tratar las alergias. En un estudio sobre alergia alimentaria con ratones, la cúrcuma —pero no la curcumina— redujo significativamente los síntomas de la alergia, como demuestra la disminución de la temperatura rectal y la respuesta anafiláctica. La curcumina solo mostró una respuesta débil, lo que indica que son otros compuestos de la cúrcuma los responsables de su efecto.[7] Sin embargo, la curcumina sí que es capaz de reducir la respuesta a los alérgenos ambientales. En asmáticos alérgicos expuestos a ácaros del polvo, la curcumina inhibió tanto la formación de citoquinas, sustancias químicas que intervienen en la producción de anticuerpos, como la inflamación de las vías respiratorias.[8] En pacientes con fiebre del heno a los que se administró placebo o curcumina por vía oral durante dos meses, esta última alivió el goteo y congestión nasal, así como los estornudos.[9] Parece que la curcumina es muy eficaz para reducir los síntomas de las alergias ambientales, mientras que la cúrcuma es más eficaz para las de tipo alimentario.

2. ALZHÉIMER

La enfermedad de alzhéimer —una forma de demencia— es un trastorno cerebral progresivo e irreversible. Puede comenzar con pérdida de memoria y dar lugar a cuadros de desorientación espacial y cognitiva, así como a algunos cambios de personalidad y comportamiento. A medida que avanza, la pérdida de memoria y la confusión empeoran y quienes la sufren pueden tener problemas para reconocer a amigos y familiares, realizar sencillas tareas o enfrentarse a situaciones nuevas. En la última fase, el tejido cerebral se reduce considerablemente y la comunicación se hace casi imposible. Los enfermos de alzhéimer pasan a depender por completo de los cuidados de otras personas y a menudo quedan postrados en cama. En la mayoría de quienes sufren la enfermedad, los síntomas comienzan cumplidos los sesenta años, aunque los complejos cambios cerebrales pueden empezar años antes. Los enfoques terapéuticos actuales se centran en preservar en la medida de lo posible las funciones mentales y en controlar los síntomas conductuales. Los organismos sanitarios han aprobado varios medicamentos para el tratamiento de los síntomas.

La administración de curcumina a pacientes de alzhéimer en un estudio clínico piloto de seis meses de duración descubrió un aumento de los niveles de péptidos Aβ en el cerebro en comparación con el grupo placebo, que no había recibido las dosis de curcumina.[10] El péptido Aβ está formado por una serie de aminoácidos que acaban formando una placa en el cerebro de los enfermos de alzhéimer; la placa provoca la muerte de las células nerviosas y la degeneración de la función cerebral. Estas pruebas sugieren que la curcumina es capaz de recoger los depósitos de Aβ en el cerebro y liberarlos en la sangre, donde acaban siendo eliminados. Eliminar los depósitos responsables de los síntomas del alzhéimer proporcionaría una forma segura de prevenir o incluso revertir esta enfermedad.

3. ARTRITIS REUMATOIDE

La artritis reumatoide es un trastorno autoinmune en el que el sistema inmunitario ataca por error a sus propios tejidos corporales. El revestimiento de las articulaciones se inflama de forma dolorosa y, con el tiempo, puede provocar erosión ósea y deformidad articular. Los síntomas pueden extenderse a otros tejidos corporales no articulares. Se desconoce la causa de esta enfermedad, pero se sospecha que es de tipo genético con desencadenantes ambientales. Esta afección crónica no tiene cura y se trata principalmente con medicamentos. Pueden recetarse antiinflamatorios no esteroideos, esteroides o fármacos antirreumáticos modificadores de la enfermedad para reducir el dolor, la hinchazón y el daño articular. Los posibles efectos secundarios son problemas digestivos, daños hepáticos y renales, problemas cardiacos, debilitamiento de los huesos, diabetes, aumento de peso e infecciones pulmonares graves.

La actividad antiinflamatoria de la cúrcuma se conoce y se utiliza para los trastornos inflamatorios desde hace siglos. Con este fin, hace casi cuarenta años se demostró la eficacia de la curcumina en un pequeño número de pacientes.[11] Un estudio más reciente demostró que 500 miligramos de curcumina eran más eficaces para reducir los signos y síntomas de la artritis reumatoide que 50 miligramos de diclofenaco sódico, un antiinflamatorio no esteroideo común utilizado para tratar la inflamación y el dolor.[12] Los estudios con animales indican que, para que la curcumina funcione de manera óptima, debe tomarse antes de la aparición de la inflamación.[13]

4. ARTROSIS
—

La artritis es una de las causas de discapacidad más frecuente en los países desarrollados (de hecho, afecta a más del 1% de la población mundial). La artrosis es uno de los dos tipos más comunes y se caracteriza por la inflamación de las articulaciones. Las articulaciones conectan los huesos y les permite el movimiento. Están amortiguadas por cartílagos que posibilitan que la articulación se mueva con suavidad y facilidad. Cuando se padece artrosis, el cartílago se rompe y provoca la inflamación. Se produce un exceso de líquido en la articulación, lo que provoca hinchazón. Esta enfermedad afecta a muchas personas a medida que envejecen debido al desgaste natural. La herencia también influye, al igual que las lesiones por traumatismos o enfermedades. Las personas afectadas sufren de dolor y sensación de crujido en las articulaciones, que se vuelven rígidas y se hinchan. La amplitud de movimiento se reduce, sobre todo en las manos, pies, columna vertebral, caderas y rodillas. Se recomienda reducir la tensión del cartílago articular para aliviar algunos de los síntomas. Esto implica perder peso y evitar ciertas actividades. El objetivo del tratamiento es reducir el dolor y la inflamación para permitir un movimiento más cómodo.

Los medicamentos se toman en forma de pastillas, cremas, geles e incluso inyecciones en la articulación afectada. Los efectos secundarios de estos fármacos pueden ser trastornos gastrointestinales, como malestar estomacal, diarrea o úlceras.

Los posibles tratamientos de la artrosis incluyen compuestos con propiedades antiinflamatorias. La curcumina es uno de esos compuestos que, tal como se ha descubierto, reduce el dolor y mejora la función física y la calidad de vida.[14] En un estudio se administró a cincuenta pacientes con artrosis 200 miligramos diarios de un complejo de curcumina durante tres meses. Se observó una disminución del dolor y la rigidez y un aumento del funcionamiento de las articulaciones. Los niveles de proteína C reactiva disminuyeron, lo que indica una respuesta antiinflamatoria atenuada.[15] En un estudio a más largo plazo en el que se utilizó este mismo complejo de curcumina en cien pacientes con osteoartritis se observó que la curcumina se toleraba bien y podía utilizarse para un tratamiento de larga duración.[16]

La curcumina también puede aumentar la eficacia de los medicamentos contra la artrosis. Se descubrió un efecto positivo al combinar la curcumina y un popular antiinflamatorio no esteroideo que inhibía el crecimiento de las células que degradan el cartílago de las articulaciones.[17] Se pueden tomar concentraciones más bajas de estos antiinflamatorios con curcumina para compensar la posible toxicidad cardiovascular y otros efectos secundarios que pueden derivarse de su uso a largo plazo. La curcumina también puede tomarse en lugar de analgésicos. Se trató a pacientes con artrosis primaria de rodilla con 1500 miligramos de cúrcuma o 1200 miligramos de ibuprofeno al día durante cuatro semanas. Se comprobó que la cúrcuma era tan eficaz como el ibuprofeno para tratar los síntomas de la artrosis, pero presentaba un número significativamente menor de molestias gastrointestinales.[18]

5. ASMA

El asma es una enfermedad crónica que conlleva la inflamación de las vías respiratorias. Cuando se exponen a desencadenantes (sustancias químicas o situaciones que afectan al organismo), las vías respiratorias se hinchan y producen un exceso de mucosidad. El paso del aire se estrecha y la respiración se hace más difícil. Los síntomas incluyen tos, falta de aire, sibilancias y dolor en el pecho. Cualquier persona puede desarrollar asma, aunque algunas están genéticamente predispuestas a padecerla. Los desencadenantes pueden ser alérgenos, tanto ambientales como alimentarios, u otras sustancias, como el humo, la contaminación o los cambios meteorológicos. Aprender cuáles son los desencadenantes específicos es muy útil para controlar la dolencia. Los médicos suelen recetar medicamentos de control, como corticoesteroides y agonistas beta de acción prolongada, e incluso modificadores de los leucotrienos, para ayudar a controlar la enfermedad. Los agonistas beta de acción corta se prescriben para aliviar rápidamente los síntomas relajando y abriendo las vías respiratorias.

Debido al creciente y alarmante aumento del asma en niños y adultos, es más importante que nunca encontrar formas de controlar la enfermedad sin recurrir en exceso a medicación. También en este caso la curcumina es prometedora como posible tratamiento antiasmático. En un estudio, se hizo que una serie de cobayas desarrollaran síntomas asmáticos. Cuando se las trató con curcumina durante la fase de sensibilización, se redujo significativamente la respuesta hiperreactiva habitual a la histamina. La histamina es un compuesto que forma parte del sistema inmunitario del organismo y cuya misión es eliminar los alérgenos del cuerpo. Cuando se activa, induce la inflamación en el lugar de la reacción, en este caso, de los pulmones. Con otro grupo de cobayas, se les administró curcumina tras la inflamación y constricción de las vías respiratorias. Se observó una reducción significativa de la inflamación.[19] Consumir cúrcuma a diario puede ser un medio eficaz para ayudar a controlar los síntomas del asma.

6. ATEROSCLEROSIS

—

Cuando se acumula placa en el interior de las arterias, se produce aterosclerosis. Esta placa se compone de colesterol, grasa, calcio, productos de desecho celular y fibrina, una proteína que interviene en la coagulación de la sangre. Con el tiempo, la placa, que se acumula en la pared arterial, se endurece. El paso de la arteria se estrecha y se reduce el flujo de sangre —y su aporte de oxígeno— al organismo. Pueden verse afectadas las arterias del corazón, el cerebro, los brazos, las piernas, los riñones o la pelvis. Si un fragmento de placa se desprende y es transportado a otra parte del cuerpo, puede atascarse en una arteria más pequeña y cortar el flujo sanguíneo en esa área. A veces se forman coágulos de sangre en la superficie de la placa y bloquean la arteria por completo. Si la obstrucción afecta al corazón, se produce un infarto. Si sucede en la cabeza, se produce un ictus.

La aterosclerosis puede comenzar en la infancia, pero lo más frecuente es que se manifieste más tarde. El tabaquismo, el sedentarismo, la hipertensión arterial, la mala alimentación y la genética son factores de riesgo que pueden conducir a su desarrollo. A menudo se requieren cambios en el estilo de vida y una atención médica continuada para minimizar los daños y controlar la enfermedad.

La oxidación del colesterol de las lipoproteínas de baja densidad (LDL, por sus siglas en inglés) contribuye al desarrollo de la aterosclerosis. Se descubrió que el extracto de cúrcuma disminuía la susceptibilidad de las LDL a la oxidación en conejos y los protegía de las consecuencias de la progresión de la enfermedad.[20] Otro estudio con animales mezcló una dosis baja de curcumina —procedente de la cúrcuma en una dieta occidental con la que se alimentó a ratones— durante un periodo de cuatro meses. Se comprobó que la curcumina inhibía el desarrollo de placa en las paredes arteriales.[21] A partir de estos resultados, la cúrcuma parece ser muy beneficiosa para prevenir la formación de placa en las paredes arteriales y puede ralentizar o detener la progresión de esta enfermedad potencialmente mortal.

7. BRONQUITIS

La bronquitis es una enfermedad caracterizada por la inflamación del revestimiento de las vías respiratorias bronquiales de los pulmones. La bronquitis aguda puede ser consecuencia de un resfriado u otra infección que provoque la inflamación de las membranas mucosas y el estrechamiento de las vías respiratorias. La bronquitis crónica es más grave y consiste en una inflamación constante del revestimiento de los bronquios, causada en la mayoría de los casos por el tabaquismo. Las personas con bronquitis tienen accesos de tos y a menudo expectoran mucosidad. Otros síntomas son dolor torácico, fiebre, escalofríos y fatiga. La bronquitis aguda suele desaparecer por sí sola al cabo de poco tiempo, mientras que la bronquitis crónica persiste y suele requerir medicamentos para la tos, inhaladores para el asma o antibióticos si se sospecha una infección bacteriana.

En adultos y niños mayores sanos, el virus respiratorio sincitial provoca síntomas de resfriado leve. En bebés y niños pequeños, sin embargo, es la principal causa de bronquitis. La dificultad respiratoria puede alarmar a los padres y hacer sufrir a los niños. Se ha descubierto que la curcumina impide que el virus respiratorio sincitial se replique y propague en las células epiteliales nasales humanas, la capa protectora más externa de las células del interior de la nariz. Además, no se ha observado toxicidad para las células.[22] La curcumina puede utilizarse para tratar la bronquitis en niños, aunque no se recomienda introducir ninguna especia en bebés menores de ocho meses. La leche de cúrcuma es una forma eficaz de que el niño la consuma.

LECHE DE CÚRCUMA PARA NIÑOS
- Un trozo muy pequeño (0,3 cm) de raíz fresca de cúrcuma pelada
- Un trozo muy pequeño de raíz fresca de jengibre pelada
- 1 cucharada de miel
- Una pizca de pimienta negra
- Una pizca de canela (opcional)
- ¼ de litro de leche

1. Mezcla bien todos los ingredientes en un robot de cocina o batidora. Vierte la mezcla batida en un cazo y calienta.
2. Para los adultos, multiplica por cuatro las cantidades de cúrcuma y de jengibre.

SALUD

BIENESTAR

BELLEZA

DECORACIÓN

8. CÁNCER DE MAMA

El cáncer de mama comienza cuando las células de la mama empiezan a crecer de forma descontrolada y forman un tumor. Los tumores son cancerosos si crecen y se extienden a otras zonas del cuerpo. Esta enfermedad es mucho más frecuente en las mujeres, pero los hombres también pueden padecerla. La detección precoz se realiza mediante mamografías antes de que comiencen los síntomas. Si no se detecta a tiempo, el cáncer de mama puede provocar secreciones sanguinolentas por el pezón o cambios en la forma o textura de la mama o el pezón. También puede percibirse en forma de bulto. El tratamiento suele consistir en radioterapia, quimioterapia o cirugía.

Se trata del cáncer más frecuente entre las mujeres y es fundamental encontrar terapias nuevas y eficaces para ayudar a aumentar las tasas de supervivencia. Aprovechar el poder de los productos naturales, como la curcumina, puede proporcionar un medio seguro y eficaz de combatirlo. En un estudio reciente se investigó la acción de la curcumina en células humanas de cáncer de mama. Resultó ser tóxica para las células de este tipo de cáncer e inducía su muerte administrada en cantidad y tiempo controlados.[23] Tanto si se utiliza sola como suplemento diario con fines preventivos como en combinación con otras terapias para combatir el cáncer de mama, la curcumina ha demostrado ser beneficiosa en su lucha.

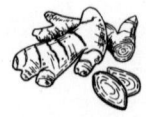

9. CÁNCER DE PIEL
—

Esta forma común de cáncer implica el crecimiento anormal, sin control, de las células de la piel como resultado de una mutación y formen una masa cancerosa. Se desarrolla con mayor frecuencia en las zonas de la piel expuestas al sol, pero puede ocurrir asimismo en áreas que han estado protegidas de la dañina radiación ultravioleta (UV). Otros factores, como la exposición a sustancias químicas tóxicas o un sistema inmunitario debilitado, también pueden ser responsables de su aparición.

Existen tres tipos. El carcinoma basocelular aparece con más frecuencia en la cara y el cuello y puede tener el aspecto de un bulto ceroso o de una lesión cicatricial. El carcinoma de células escamosas es más frecuente en zonas de la piel expuestas al sol y puede tener el aspecto de un nódulo rojo o una lesión plana con una superficie escamosa y con la apariencia de una costra. Los melanomas pueden aparecer en cualquier parte. Son grandes manchas parduscas con motas más oscuras o lesiones oscuras y aparecen en las manos, los pies o incluso en zonas productoras de mucosas. Los lunares que cambian de color o tamaño, o que sangran o tienen bordes irregulares, pueden ser melanomas. La cirugía, la radioterapia o los medicamentos tópicos son los tratamientos más convencionales.

La curcumina tiene propiedades anticancerígenas y puede utilizarse como parte del tratamiento para combatir el cáncer de piel. Tiene la capacidad de regular las vías biológicas que inhiben la migración y la invasión de las células del melanoma a otras zonas del cuerpo para que el cáncer permanezca localizado. También aumenta la muerte de las células del melanoma.[24] En un estudio con ratones, se empaquetó curcumina con un gen que codifica una proteína que desempeña un papel clave en el crecimiento y la muerte celular y se administró mediante iontoforesis (movimiento de partículas a través de la piel utilizando un campo eléctrico). La progresión tumoral se inhibió significativamente. Este método resultó ser tan eficaz como la administración de estos compuestos directamente en el tumor.[25]

10. CÁNCER DE PRÓSTATA

Este cáncer se desarrolla en la próstata del hombre, la pequeña glándula que produce el líquido seminal para nutrir y transportar los espermatozoides. Cuando algunas células de la próstata mutan y empiezan a crecer y dividirse rápidamente, empieza la enfermedad. Estas viven mucho más que las células sanas de la próstata y se juntan para formar tumores, que crecen hasta invadir tejidos cercanos, aunque en ocasiones algunas de estas células se desprenden y extienden a otras partes del cuerpo. Algunos tipos de cáncer de próstata crecen lentamente y no se extienden más allá de la próstata. Suelen requerir un tratamiento y un seguimiento mínimos. En cambio, otros tipos son más agresivos y se propagan con rapidez. Estos necesitan tratamientos más invasivos y suelen consistir en cirugía, quimioterapia, radioterapia o terapia hormonal. Los casos avanzados pueden causar dificultad para orinar, presencia de sangre en el semen, disfunción eréctil y dolor óseo o pélvico.

La curcumina es un potente agente contra la formación de tumores. Se ha demostrado que las células tratadas con curcumina inhiben la expresión de un gen que transforma las células sanas en cancerosas en determinadas circunstancias. Esto reduce significativamente la formación de células de cáncer de próstata, así como su desplazamiento por el organismo.[26] En ensayos con seres humanos, tres dosis diarias de una fórmula de alimentos integrales que contenían 100 miligramos de cúrcuma en polvo —junto con brócoli en polvo, granada en polvo y extracto de té verde— previnieron significativamente el aumento de los niveles de antígeno prostático específico.[27] Este antígeno está formado por proteínas producidas en la glándula prostática que se encuentran en niveles elevados en la sangre de los hombres que padecen cáncer de próstata. Aunque cada ingrediente de la fórmula de alimentos integrales mencionada puede haber desempeñado un papel en la prevención o ralentización de la progresión del cáncer, la reputación anticancerígena demostrada de la cúrcuma la convierte en un factor clave de estos beneficios.

11. CÁNCER DE PULMÓN

Los pulmones introducen oxígeno en el cuerpo con cada bocanada de aire y liberan dióxido de carbono con las exhalaciones. Las personas que fuman —incluidos los fumadores pasivos—, que están expuestas de manera continuada a irritantes ambientales o que tienen antecedentes familiares de cáncer de pulmón deben preocuparse por la posibilidad de sufrir esta enfermedad. El tabaquismo es la primera causa de cáncer de pulmón y una de las principales causas de muerte en muchos países de todo el mundo.

Este tipo de cáncer puede aparecer cuando se dañan las células que recubren los pulmones. Con el tiempo, dejan de funcionar con normalidad y puede aparecer la enfermedad. Existen dos tipos principales: el de células pequeñas, que se propaga con rapidez y representa hasta el 15 % de los casos de cáncer de pulmón, y el de células no pequeñas, el más frecuente y que afecta al 85 % de las personas con diagnóstico positivo. En las fases iniciales hay pocos síntomas, pero, a medida que avanza, el cáncer de pulmón puede causar tos crónica, sibilancias, dolor torácico, dolor de cabeza y expectoración sanguinolenta. El tratamiento depende del estadio del cáncer y del estado general de salud de la persona. La quimioterapia, la radioterapia y la cirugía son opciones habituales para combatir la enfermedad.

Se sabe que la curcumina tiene propiedades anticancerígenas. Se ha investigado su capacidad, junto con otro compuesto de la cúrcuma, la quercetina, para proteger a los ratones contra los efectos del cáncer de pulmón. Estos fitoquímicos se administraron en el agua de bebida a ratones con cáncer de pulmón inoculado. Se redujeron la actividad de peroxidación lipídica y los niveles de especies reactivas del oxígeno, al tiempo que aumentaron de manera relevante los niveles de antioxidantes.[28] Estos cambios protegen a las células de los daños e interfieren en la progresión del cáncer. Tomar curcumina es una forma barata y eficaz de prevenir o ralentizar el avance del cáncer de pulmón en la población de riesgo.

12. CANDIDIASIS
—

La candidiasis es una infección fúngica causada por el hongo *Candida*. Hay más de veinte especies de *Candida* que pueden afectar al ser humano, pero la *Candida albicans* es la más común. Viven normalmente en la piel y las mucosas de las personas y suelen ser inofensivas. Pero, si las condiciones del organismo cambian y crean un entorno favorable al crecimiento excesivo de *Candida*, pueden aparecer infecciones en la boca, la vagina, las vías urinarias, la piel o el estómago. La mayoría de las causas del crecimiento excesivo de *Candida* se deben a ciertos fármacos, al embarazo, a infecciones bacterianas, al exceso de peso o a un sistema inmunitario alterado. Las infecciones vaginales por hongos, las lesiones blancas en la lengua o la cara interna de las mejillas, las grietas dolorosas en la piel de la comisura de la boca o las erupciones cutáneas con costra alrededor de los dedos de las manos y los pies o en la ingle son síntomas de candidiasis.

Los fármacos antifúngicos suelen recetarse durante un máximo de dos semanas. Reducir el azúcar y los productos que llevan levadura y tomar probióticos son métodos complementarios populares para ayudar a tratarla. El consumo diario de curcumina puede añadirse a estos métodos. La actividad antifúngica de la curcumina se ha confirmado contra catorce cepas diferentes de *Candida*, incluida la *Candida albicans*.[29] No es tan eficaz como el fluconazol —utilizado para prevenir y tratar las infecciones fúngicas—, pero sin duda puede utilizarse en combinación con él para reducir la dosis o la duración del tratamiento.

13. CATARATAS
—

La causa más común de pérdida de visión en personas mayores de cuarenta años son las cataratas, que ocurre cuando el cristalino del ojo se nubla. Puede ser un proceso gradual que ocurre con el envejecimiento o una complicación de ciertos medicamentos o enfermedades, como la diabetes. En estos casos, el cristalino suele verse afectado más rápidamente. Las proteínas del cristalino empiezan a descomponerse y aglutinarse, lo que provoca la opacidad. La luz se dispersa cuando entra en el ojo, en lugar de enfocarse en la retina. En consecuencia, los síntomas son visión borrosa o doble, percepción de colores apagados, visión nocturna deficiente y mayor sensibilidad a los focos de luz. Se describe como mirar a través de la niebla o de un parabrisas sucio. Si el deterioro de la visión es mínimo, puede bastar con unas gafas nuevas. Si, por el contrario, la disminución de la visión afecta a la vida diaria, puede ser necesaria la cirugía de cataratas. Se trata de una intervención sencilla e indolora que sustituye el cristalino opaco por uno artificial transparente. La mayoría de los que se someten a esta operación recuperan toda o la mayor parte de su visión.

Una teoría que explica el desarrollo de las cataratas es el daño oxidativo del cristalino. La cúrcuma y la curcumina son potentes antioxidantes y se han propuesto como agentes protectores para prevenir o ralentizar la formación de cataratas. Una de las complicaciones de la diabetes es la aparición de esta afección. Se ha tratado a ratas diabéticas con distintas concentraciones de curcumina o cúrcuma durante un periodo de ocho semanas. Ambas sustancias ralentizaron la progresión de las cataratas en los grupos de tratamiento en comparación con las ratas del grupo placebo. Se consiguió invertir el estrés oxidativo inducido por el estado diabético y se impidió que las proteínas se aglutinaran. Curiosamente, la cúrcuma fue más eficaz que la curcumina, su componente más activo.[30] Por lo tanto, tomar cúrcuma todos los días puede retrasar la aparición de cataratas relacionadas con la edad y ser especialmente útil para los diabéticos con riesgo de padecer esta enfermedad.

14. COLECISTITIS
—

La colecistitis es una inflamación de la vesícula biliar, un pequeño órgano situado junto al hígado. Contiene la bilis producida por el hígado y la libera en el intestino delgado para digerir las grasas. A menudo se forman cálculos biliares que obstruyen el conducto por el que sale la bilis de la vesícula. La bilis se acumula y causa inflamación. Un tumor o tejido cicatricial también pueden causar el mismo tipo de obstrucción. Los síntomas son más evidentes después de comer e incluyen dolor intenso o sensibilidad en la parte superior derecha del abdomen, náuseas, vómitos y fiebre. Es necesario reducir la inflamación, por lo que a menudo se recomienda ayunar para aliviar la tensión de la vesícula biliar. Si se produce una infección, se prescriben antibióticos y analgésicos. Algunos casos requieren la extirpación quirúrgica de la vesícula; después, la bilis se conduce directamente desde el hígado al intestino delgado. La vesícula biliar no es un órgano esencial, por lo que su extirpación no debería afectar a la vida cotidiana.

En 1937, el doctor Albert Oppenheimer publicó el primer ensayo clínico con curcumina documentado. Descubrió que la inyección de una solución de curcumina sódica en pacientes sanos provocaba un rápido vaciado de la bilis de la vesícula biliar. En sesenta y siete pacientes con colecistitis, la administración oral de curcumina durante un periodo de tres semanas curó a todos los pacientes menos a uno, sin que se observaran efectos nocivos.[31] Una de las razones por las que se forman los cálculos biliares es el vaciado incompleto o infrecuente de la vesícula biliar. La curcumina previene este problema y elimina el riesgo de formación de cálculos biliares y de inflamación.

15. COLESTEROL ALTO
—

El colesterol es una sustancia cerosa parecida a la grasa que se encuentra en las células. Es necesario para que el organismo produzca vitamina D, hormonas y los ácidos biliares que ayudan a digerir los alimentos. Producimos colesterol por nuestra cuenta, pero también lo obtenemos de las grasas saturadas y los alimentos ricos en él. Se presenta en dos formas: el «bueno», el colesterol de lipoproteínas de alta densidad (HDL, por sus siglas en inglés), y el «malo», el LDL (anteriormente aludido). Se habla de colesterol alto cuando su nivel en la sangre es elevado, tanto del HDL como del LDL. Sin embargo, cuando hay demasiado colesterol LDL en el organismo, puede acumularse en las arterias y aumentar las probabilidades de sufrir una enfermedad coronaria. Las placas que contienen colesterol se acumulan en el interior de las arterias y provocan una obstrucción parcial o total, lo que conduce al estrechamiento y endurecimiento de las arterias. Esto puede provocar un infarto de miocardio o un ictus. Las estatinas son fármacos que suelen recetarse para reducir el colesterol LDL. Sin embargo, tomarlas puede causar problemas intestinales e inflamación muscular.

Los niveles de colesterol responden bien a los cambios en la dieta. Comer alimentos bajos en grasas saturadas y reducir la ingesta de productos animales, que son los que más colesterol aportan, hará maravillas. Añadir cúrcuma a la dieta puede contrarrestar los niveles elevados de colesterol y, tal vez, sustituir a las estatinas para mejorar el perfil lipídico. En un estudio se administró extracto de cúrcuma dos veces al día a un grupo de participantes con sobrepeso y altos niveles de grasa en sangre. A un segundo grupo con parámetros clínicos similares se le administró un placebo. Al cabo de tres meses, el grupo tratado con la cúrcuma había reducido significativamente su colesterol LDL, así como sus niveles de colesterol de lipoproteínas de muy baja densidad (VLDL, por sus siglas en inglés) y de triglicéridos. Este efecto no se observó en el grupo placebo.[32] La curcumina aislada de la cúrcuma mostró resultados similares a los del extracto de cúrcuma. Se administraron tres dosis diferentes de curcumina durante un año a pacientes con síndrome coronario agudo, en el que el colesterol elevado es un factor de riesgo. Los niveles de colesterol LDL disminuyeron significativamente y los de colesterol HDL aumentaron de la misma forma. Curiosamente, cuanto menor era la dosis, mayor era el efecto.[33] Parece que 15 miligramos de curcumina administrados tres veces al día son suficientes para reducir los niveles de colesterol LDL y mejorar el estado cardiovascular.

16. DIABETES

—

La diabetes es una enfermedad que afecta al modo en que el organismo gestiona la glucosa, lo que provoca niveles elevados en la sangre. Existe la diabetes de tipo 1, cuando el páncreas produce poca o ninguna insulina, la diabetes de tipo 2, según la cual el páncreas la produce, pero el cuerpo no la utiliza como debería, y la diabetes gestacional, una forma de hiperglucemia que afecta a las mujeres embarazadas. Algunas personas están genéticamente predispuestas a padecerla, pero el sobrepeso es un factor de riesgo. Sensación de sed, micción frecuente, fatiga, hormigueo, entumecimiento de manos o pies y visión borrosa son signos de diabetes. Para controlarla hay que hacer ejercicio, mejorar la dieta y vigilar los niveles de glucosa en sangre. Muchas personas necesitan inyectarse insulina a diario.

La hiperglucemia es el signo distintivo de la diabetes. Los diabéticos tienen que vigilar de cerca sus niveles de azúcar en sangre para asegurarse de que no son demasiado altos. La hiperglucemia puede dañar las células que recubren los vasos sanguíneos. Mantener estas células vivas y sanas es esencial porque son necesarias para suministrar sangre al organismo y fundamentales para el crecimiento y la reparación de los tejidos.

En un estudio se dividió a pacientes con diabetes de tipo 2 en tres grupos: uno recibió 150 mg de curcumina al día durante ocho semanas; otro, atorvastatina (una estatina utilizada para tratar los problemas de los vasos sanguíneos); y un tercero, un placebo. Los participantes en los grupos primero y segundo experimentaron una mejora significativa de la función de las células de los vasos sanguíneos, pero el efecto del grupo de la curcumina fue más beneficioso.[34] En sujetos sanos, 6 gramos de cúrcuma hizo que aumentaran los niveles de insulina después de las comidas,[35] lo que sugiere que la cúrcuma puede estimular al páncreas haciendo que segregue más insulina. Este efecto fue confirmado posteriormente por otro estudio en pacientes prediabéticos, a los que se administró curcumina o cápsulas de placebo durante nueve meses. Los que recibieron la curcumina estaban protegidos frente a la progresión del estado prediabético de la diabetes de tipo 2. Esto puede explicarse, en parte, por el hecho de que la función de las células β (que producen, almacenan y liberan insulina del páncreas) mejoró en el grupo tratado con curcumina.[36]

La curcumina no solo aumenta la secreción de insulina y protege de daños a tejidos importantes. Se sabe desde hace décadas que modula los niveles de azúcar en sangre en pacientes diabéticos.[37] Más recientemente, se descubrió que la cúrcuma suministrada a ratones diabéticos era capaz de suprimir significativamente el aumento de los niveles de glucosa en sangre. Este efecto no se observó en los ratones diabéticos alimentados con una dieta sin suplementos. Además, el responsable de este efecto no era solo la curcumina, sino también una clase de compuestos conocidos como sesquiterpenoides.[38]

Algunas complicaciones de la diabetes incluyen cataratas, colesterol alto, encefalopatía, enfermedad renal, microangiopatía y retinopatía. La curcumina puede ayudar en todas estas enfermedades, que se tratan en las páginas correspondientes del libro.

17. DISFUNCIÓN ENDOTELIAL
—

Las células endoteliales recubren la superficie del revestimiento interno de los vasos sanguíneos y son responsables de mantener el flujo sanguíneo y la homeostasis tisular en el sistema vascular respondiendo a señales físicas y químicas. Cuando sus funciones se ven comprometidas, se pueden inflamar y provocar aterosclerosis. La diabetes se asocia a anomalías de la función endotelial al afectar a la señalización celular y a la actividad enzimática de las células endoteliales. La hiperglucemia, una consecuencia común de la diabetes, también interviene en la disfunción endotelial al aumentar el estrés oxidativo y disminuir la producción de moléculas vasodilatadoras, lo que puede aumentar la tensión en las arterias.

A menudo se subestima la influencia de los factores dietéticos en la vitalidad y la salud. Dado que la curcumina tiene muchos beneficios para el organismo, se comprobó su eficacia para mejorar la función endotelial. Tres grupos de pacientes recibieron, respectivamente, 300 mg de curcumina, 10 mg de atorvastatina (un fármaco utilizado para reducir los problemas de los vasos sanguíneos) o un placebo al día durante ocho semanas. Tanto el grupo de la curcumina como el de la atorvastatina mejoraron la función endotelial, aunque el primero consiguió efectos más evidentes.[39] Algunos de los efectos secundarios de la atorvastatina incluyen diarrea, dolor articular, nasofaringitis y accidente cerebrovascular hemorrágico. Para evitarlos y seguir mejorando la función endotelial, prueba a tomar curcumina.

SALUD

BIENESTAR

BELLEZA

DECORACIÓN

18. ENCEFALOPATÍA A CAUSA DE LA DIABETES

Se trata de una enfermedad que afecta a la función o estructura del cerebro y altera el estado mental. Es una complicación potencial de la diabetes que puede ocurrir cuando el azúcar en sangre baja demasiado o sube demasiado, lo que provoca daños en los nervios del cerebro. Induce cambios mentales y físicos en el cerebro y puede causar confusión, pérdida de memoria, letargo, cambios de personalidad, mala coordinación, temblores y convulsiones. Cada caso es único, por lo que el tratamiento varía de una persona a otra. Si los síntomas lo justifican, pueden utilizarse medicamentos recetados para la demencia o el alzhéimer.

Mantener niveles normales de azúcar en sangre es imprescindible para prevenir daños nerviosos en el cerebro. La curcumina administrada a ratas diabéticas redujo significativamente en un estudio el deterioro cognitivo, el estrés oxidativo y la inflamación cerebral.[40] Puede utilizarse en combinación con la terapia convencional para prevenir y tratar la encefalopatía diabética.

19. ENFERMEDAD DE CROHN

La enfermedad de Crohn es una afección intestinal inflamatoria crónica que afecta a secciones del revestimiento del tubo digestivo, en particular al tejido profundo del intestino delgado y al principio del colon. Los síntomas se desarrollan de forma gradual y pueden agudizarse repentinamente y desaparecer durante periodos de tiempo.

Muchos enfermos de Crohn padecen dolor de estómago y de vientre, diarrea, falta de apetito, sangrado rectal, fatiga y fiebre. Aunque algunas personas con la enfermedad de Crohn descubren que es hereditaria, la mayoría no aduce vínculo genético alguno. Se desconoce la causa, pero las infecciones víricas o bacterianas pueden activar el sistema inmunitario y desencadenar una respuesta anormal que hace que aquel ataque a las células del tubo digestivo. En casos graves, a veces es necesaria la cirugía, pero la mayoría de los pacientes reciben un tratamiento con antiinflamatorios o inmunosupresores para reducir la inflamación o antibióticos para eliminar las bacterias intestinales nocivas.

Esta enfermedad puede ser muy debilitante y afectar gravemente a la calidad de vida de los afectados. En algunos casos, los medicamentos no reducen ni previenen por completo los brotes. Se ha demostrado que la curcumina actúa junto con estos medicamentos para mejorar los síntomas. Cinco pacientes con la enfermedad de Crohn fueron tratados durante tres meses con curcumina. Durante el primer mes, se les administró 360 mg tres veces al día. En el segundo mes, se les administró 360 mg cuatro veces al día. Cuatro de los cinco pacientes presentaron menos síntomas y menos graves, así como una menor actividad inflamatoria. Informaron de heces con mejor consistencia, deposiciones menos frecuentes y disminución del dolor y los calambres abdominales.[41]

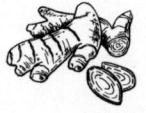

20. ENFERMEDAD DE HUNTINGTON

—

La enfermedad de Huntington (EH) es un trastorno genético causado por un defecto en un único gen. Basta con que haya una copia de este gen para que se desarrolle. Además, cada persona tiene un 50 % de probabilidades de transmitirlo a sus descendientes. En la actualidad, entre cinco y diez personas de cada cien mil padecen Huntington. Los síntomas de deterioro mental y físico suelen comenzar entre los treinta y los cincuenta años y empeoran progresivamente entre los diez y veinticinco años siguientes. El curso de la enfermedad es diferente para cada persona, pero algunos de los síntomas más comunes son movimientos musculares involuntarios, alteraciones del equilibrio y la marcha, dificultad para hablar y tragar, alteraciones del juicio, olvidos, depresión y cambios de personalidad. En algunos casos, niños y adolescentes desarrollan la enfermedad. No existe cura ni tratamiento que modifique el curso de la enfermedad, pero el trabajo con logopedas y fisioterapeutas puede ayudar a controlar algunos de los síntomas físicos. También suelen recetarse medicamentos para controlar los movimientos y ayudar con los trastornos del estado de ánimo.

Es necesario desarrollar tratamientos para la neurodegeneración resultante de la EH que eviten los efectos secundarios de las terapias actuales. La curcumina tiene la capacidad de atravesar la barrera hematoencefálica, que ejerce una actividad neuroprotectora. En un estudio con moscas de la fruta con la EH, la curcumina en la dieta de estos animales redujo los síntomas de la enfermedad al suprimir la muerte celular y la degeneración neuronal, circunstancias que conducen a la progresión del Huntington.[42] En otro estudio con ratas con la EH, la curcumina encapsulada en nanopartículas lipídicas sólidas mejoró los movimientos musculares y la coordinación.[43] Cuando la curcumina se combinó con pimienta negra para aumentar su biodisponibilidad, mejoraron los movimientos motores, así como las irregularidades bioquímicas y neuroquímicas, en otro estudio similar, también con ratas.[44] La curcumina puede formar parte de una intervención terapéutica prometedora para ralentizar la progresión de los síntomas sin efectos secundarios perjudiciales.

21. ENFERMEDAD PULMONAR OBSTRUCTIVA CRÓNICA (EPOC)
—

Esta enfermedad está causada por una inflamación crónica de los pulmones que obstruye el flujo de aire y dificulta la respiración. Sus dos afecciones principales son el enfisema, a causa del daño que sufren los alveolos pulmonares, y la bronquitis, caracterizada por la inflamación del revestimiento de los bronquios y la sobreproducción de mucosidad. La exposición a irritantes pulmonares durante periodos prolongados contribuye al desarrollo de esta enfermedad. El tabaquismo es el irritante más común responsable de la EPOC. Los síntomas incluyen dificultad para respirar, opresión en el pecho, sibilancias y tos crónica. Esta enfermedad es progresiva y empeora con el tiempo. En su forma leve se requiere poca intervención, más allá de la recomendación de dejar de fumar. En otros casos, se necesitan medicamentos para relajar los músculos de las vías respiratorias y reducir la inflamación. Puede ser útil suministrar oxígeno adicional a los pulmones. Existen unidades portátiles que pueden utilizarse fuera de casa. En casos graves, se recomienda la cirugía para extirpar las partes del pulmón más afectadas. Algunos pacientes pueden optar por el trasplante de pulmón.

El estrés oxidativo puede provocar la inflamación de los pulmones y dificultar la respiración de los enfermos de EPOC. Además, este estrés en los pulmones puede reducir la eficacia de los corticoesteroides inhalados destinados a abrir las vías respiratorias. Se ha demostrado que la curcumina restablece la actividad de una enzima necesaria para que los corticosteroides inhalados funcionen correctamente.[45] Esta enzima suele reducirse bajo estrés oxidativo, lo que dificulta la eficacia de los medicamentos. En las personas con EPOC, añadir suplementos de cúrcuma o curcumina a su dieta diaria puede aumentar la utilidad de los corticosteroides que toman para aliviar su dificultad respiratoria.

22. ENFERMEDAD RENAL POR COMPLICACIÓN DE LA DIABETES

Este tipo de enfermedad se desarrolla hasta en el 40 % de los pacientes con diabetes de tipo 1 y 2. Los riñones filtran los productos de desecho y el líquido sobrante del organismo. Cuando la sangre tiene altos niveles de glucosa, los riñones acaban filtrando demasiada sangre. Con el tiempo, trabajan en exceso y los vasos sanguíneos, junto con su capacidad de filtrado, resultan dañados. Esto provoca una acumulación de líquidos y desechos en el organismo. Al principio, los síntomas pueden pasar desapercibidos porque los riñones trabajan muy duro para compensar la pérdida de su función. A medida que la enfermedad progresa y la actividad renal disminuye considerablemente, empiezan a aparecer los primeros signos. La acumulación de líquido y la hinchazón de manos y pies suelen ser los primeros indicadores de la enfermedad renal. Suelen ir seguidos de náuseas, vómitos, confusión, mayor necesidad de orinar, presencia de proteínas en la orina y fatiga. Para prevenir la enfermedad renal o ralentizar su progresión, los diabéticos deben mantener los niveles de glucosa en sangre dentro de los límites deseados y una presión arterial adecuada. A veces se recetan medicamentos para controlar la hipertensión o la hiperglucemia, reducir el colesterol o controlar las proteínas en la orina.

La cúrcuma proporciona protección a los riñones para que sigan filtrando los desechos y manteniendo los niveles adecuados de líquidos en el organismo. En un estudio se administró 500 mg de cúrcuma a pacientes con diabetes de tipo 2 tres veces al día —tres cápsulas de placebo en su lugar al grupo de control— durante un periodo de dos meses. En comparación con los datos previos al estudio, se observó que los pacientes que consumían la cúrcuma presentaban niveles significativamente más bajos de proteínas en la orina y de compuestos inductores de la inflamación. Como se demostró, la cúrcuma era segura en todos los pacientes, sin que se notificaran efectos secundarios.[46]

23. EPILEPSIA
—

La epilepsia es un trastorno del sistema nervioso central que afecta a la actividad nerviosa del cerebro. Grupos de nervios pueden enviar una señal errónea y provocar un ataque. Algunos ataques son pequeños y pueden pasar desapercibidos, mientras que otros implican contracciones musculares violentas y pérdida de conciencia. Las emociones y percepciones alteradas son frecuentes y pueden provocar comportamientos extraños durante breves periodos. En algunos tipos de epilepsia interviene la genética, que hace a la persona más sensible a determinados desencadenantes que pueden provocar crisis. Las lesiones cerebrales o los traumatismos craneoencefálicos también son desencadenantes de esta afección, pero en aproximadamente la mitad de los pacientes epilépticos no se ha identificado ninguna causa conocida. Los médicos suelen tratar la epilepsia con medicación para reducir la frecuencia e intensidad de las crisis. Estos medicamentos conllevan una serie de efectos secundarios que van desde fatiga leve hasta pensamientos y comportamientos suicidas graves. En algunos casos está justificada la cirugía, pero esta, como siempre, conlleva riesgos.

El óxido nítrico puede desempeñar un papel central en la epilepsia al actuar como mensajero en el sistema nervioso central y modular la función cerebral. Un exceso de óxido nítrico en el cerebro puede inducir neurotoxicidad. Se ha demostrado que la reducción de los niveles elevados en modelos de ratas epilépticas proporciona un efecto anticonvulsivo.[47] Se administraron complejos de curcumina a ratas con niveles elevados inducidos de óxido nítrico. Estos complejos fueron capaces de revertir los niveles de óxido nítrico a concentraciones normales, presumiblemente a través de sus actividades antioxidantes. Redujeron de manera significativa la muerte de las células nerviosas, por lo que pueden utilizarse para proteger el cerebro de los daños inducidos por el óxido nítrico, como ocurre en los pacientes con epilepsia.[48]

24. ESCHERICHIA COLI

La *Escherichia coli* (*E. coli*) es una bacteria que vive normalmente en los intestinos del ser humano y los animales. Muchos tipos de *E. coli* son inofensivos e importantes para la salud del tracto digestivo. Sin embargo, varias especies son patógenas y causan diarrea sanguinolenta, infecciones urinarias, anemia o insuficiencia renal. Se puede contraer *E. coli* por contacto con personas o animales infectados o por consumir alimentos o agua que contengan la bacteria. La *E. coli* puede contaminar la carne durante su procesado y, si no se cocina a un mínimo de 71°C, puede sobrevivir e infectar al consumidor. A veces, las vacas transmiten la bacteria a la leche cuando esta pasa por las ubres. Si la leche no se pasteuriza, la bacteria seguirá viva y supondrá una amenaza. Incluso las frutas y verduras crudas pueden tener bacterias *E. coli* por contacto con agua o personas contaminadas. Tres o cuatro días después de ingerir la E. coli, la intoxicación alimentaria se hace evidente a medida que se desarrollan los síntomas. Los síntomas suelen remitir por sí solos al cabo de una semana.

La intoxicación alimentaria es un enorme contratiempo. Lo mejor es la prevención, por lo que es esencial cocinar la carne a la temperatura adecuada y lavar los productos para eliminar cualquier agente patógeno. Si la bacteria llega a penetrar en el sistema intestinal, el consumo de cúrcuma o curcumina puede reducir la gravedad o la duración de la enfermedad. La curcumina puede aumentar la destrucción de las bacterias *E. coli* al elevar los niveles de una proteína implicada en la mediación de la respuesta de muerte celular.[49] También daña las membranas de *E. coli*, haciendo que su contenido se vea expuesto.[50] Esto inactiva las bacterias e impide su replicación y propagación.

25. ESCLERODERMIA

La esclerodermia es una enfermedad crónica de los tejidos conjuntivos que afecta a tres de cada 10 000 habitantes. Es más frecuente en mujeres que en hombres y suele diagnosticarse entre los veinticinco y los cincuenta y cinco años, aunque también pueden desarrollarla los niños. La esclerodermia es el resultado de una sobreproducción de colágeno, una proteína fibrosa que da fuerza y elasticidad a los tejidos. El sistema inmunitario del organismo interviene en esta producción anormal de colágeno y las investigaciones han demostrado que existe un gen de susceptibilidad que aumenta la probabilidad de contraer la enfermedad, pese a no ser la causa. Hay dos tipos: esclerodermia localizada y esclerodermia sistémica. La primera es relativamente leve y afecta a unos pocos lugares de la piel o los músculos: causa manchas cerosas de piel engrosada y rara vez se extiende. La segunda tiene más implicaciones y afecta al tejido conjuntivo de muchas partes del cuerpo, incluidos importantes órganos internos. Estos órganos pueden volverse duros y fibrosos, por lo que pierden funcionalidad. Se sabe que los problemas de la piel mejoran con el tiempo, pero los daños en los órganos internos tienden a empeorar. No existe cura para esta enfermedad, pero pueden tomarse medicamentos para dilatar los vasos sanguíneos, prevenir los síntomas del reflujo ácido, aliviar el dolor o deprimir el sistema inmunitario. La fisioterapia puede ayudar a mejorar la fuerza y la movilidad.

Una enfermedad que no tiene cura debe tratarse continuamente para garantizar la mejor calidad de vida posible. Tomar medicamentos pasa factura al organismo y pueden aparecer nuevos síntomas. El uso de productos naturales, como la cúrcuma, ayuda a aliviar los síntomas de la enfermedad y reducir el consumo de fármacos a largo plazo. La curcumina puede ser beneficiosa para el tratamiento de la esclerodermia. Se ha demostrado que induce la muerte celular en los fibroblastos pulmonares en casos de esclerodermia. Se trata de células que producen cantidades anormalmente elevadas de colágeno. Curiosamente, los fibroblastos pulmonares sanos no se vieron afectados en los estudios realizados. Mantuvieron su capacidad de producir cantidades normales de colágeno.[51] Se espera que este resultado se pueda reproducir también en los fibroblastos de otros órganos.

26. ESCLEROSIS MÚLTIPLE

La esclerosis múltiple es una respuesta anómala del sistema inmunitario del organismo a la capa protectora que rodea las fibras del sistema nervioso central y las propias fibras nerviosas. Se dañan partes de los nervios y se interrumpen los mensajes que viajan entre el cerebro y la médula espinal. Aún se desconoce la causa de la enfermedad, pero se cree que hay factores ambientales que desencadenan su aparición en individuos genéticamente predispuestos. A la mayoría de las personas se les diagnostica entre los veinte y los cincuenta años y es mucho más frecuente en mujeres que en hombres. El curso más común de la enfermedad se conoce como esclerosis múltiple remitente-recurrente. Las recaídas con nuevos síntomas van seguidas de periodos de remisión en los que desaparecen algunos o todos los síntomas. Muchos de estos casos evolucionan a esclerosis múltiple secundaria progresiva, en la que se observa un aumento constante de los síntomas con el paso del tiempo; los periodos de remisión siguen siendo frecuentes. En otros casos, las personas afectadas experimentan una progresión de los síntomas sin periodos de remisión. Se trata de la esclerosis múltiple primaria progresiva. Los síntomas pueden variar de una persona a otra, pero los más comunes son entumecimiento, pérdida de visión o visión doble, falta de coordinación, temblores y dificultad para hablar. No existe cura y los tratamientos persiguen ralentizar la progresión de la enfermedad y controlar los síntomas. Los corticosteroides son el fármaco más utilizado para reducir la inflamación nerviosa. Los efectos secundarios son el aumento de la tensión arterial, cambios de humor e insomnio.

Se ha investigado la actividad antiinflamatoria de la curcumina por su capacidad para mejorar los síntomas asociados a la esclerosis múltiple. Los ratones tratados con curcumina inhibieron una molécula crítica que interviene en el daño de la capa protectora que rodea las células nerviosas.[52] Tanto la capa como la fibra subyacente permanecieron intactas y siguieron funcionando con normalidad. Esta acción protectora resulta prometedora para frenar la progresión de la enfermedad y mantener al paciente en remisión.

27. ESQUIZOFRENIA

La esquizofrenia es una enfermedad mental grave que afecta a la forma de pensar, actuar y sentir de una persona. No implica que los afectados tengan personalidad múltiple o tendencias violentas. Ahora bien, los esquizofrénicos pueden experimentar alucinaciones, delirios y problemas cognitivos o volverse socialmente retraídos, apáticos o desconectados emocionalmente. Una de cada 300 personas padece este trastorno en el mundo. Suele diagnosticarse entre el final de la adolescencia y el principio de la treintena y pueden causarla factores genéticos, infecciones víricas, trastornos inmunitarios, desequilibrios químicos en el cerebro o como consecuencia de la formación de vías estructurales anormales durante el desarrollo fetal. Como los síntomas son inespecíficos, el diagnóstico puede ser difícil. Sin embargo, una vez realizado, puede iniciarse el tratamiento. Los programas de recuperación y rehabilitación ayudan a las personas con esta enfermedad a reintegrarse en la sociedad y a llevar una vida independiente y adaptada. Los medicamentos antipsicóticos ayudan a controlar los síntomas reduciendo los desequilibrios bioquímicos del cerebro. Sin embargo, se sabe que producen efectos secundarios, como sequedad de boca, estreñimiento, mareos, temblores y movimientos musculares involuntarios.

La discinesia tardía es un efecto secundario de algunos medicamentos antipsicóticos prescritos para tratar la esquizofrenia. El uso crónico de estos medicamentos puede provocar movimientos espasmódicos e incontrolables de la cara y el cuerpo. Uno de los factores que inducen esta reacción es el estrés oxidativo. La curcumina, un potente antioxidante, ha conseguido inhibir en ratas tratadas con antipsicóticos las protrusiones linguales, la masticación en ausencia de alimento y las sacudidas faciales que inducen este tipo de medicamento. La respuesta a la curcumina dependía de la dosis. En un estudio, la curcumina redujo el daño oxidativo en el cerebro de las ratas e invirtió la disminución de dopamina, serotonina y norepinefrina, neurotransmisores que pueden cambiar la forma en que un animal —o una persona— reacciona a los estímulos.[53]

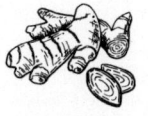

SALUD

BIENESTAR

BELLEZA

DECORACIÓN

28. FARINGITIS ESTREPTOCÓCICA

La faringitis estreptocócica es una infección bacteriana frecuente de la garganta y las amígdalas. Los síntomas aparecen muy repentinamente y provocan dolor, enrojecimiento e inflamación de la garganta con manchas blancas o pequeños puntos rojos en la parte posterior del paladar. Suele ir acompañada de fiebre, ganglios linfáticos sensibles y dolor de cabeza. El *Streptococcus pyogenes*, o estreptococo del grupo A, es la bacteria responsable de esta infección contagiosa. Se transmite cuando una persona sana inhala gotitas de aire contaminado procedentes de la tos o el estornudo de una persona infectada. También puede contraerse al compartir alimentos o bebidas o tocando superficies infectadas y llevarse las manos a la boca, la nariz o los ojos. Una vez transmitida, los síntomas tardan entre dos y cinco días en aparecer. Mientras haya síntomas, la infección es contagiosa. Se prescriben antibióticos orales para acortar la duración de la enfermedad, reducir el riesgo de propagación de la infección a otras partes del cuerpo y evitar el contagio a otras personas.

La curcumina es un antibacteriano eficaz contra el *Streptococcus pyogenes* y puede utilizarse para ayudar a superar la infección. También se ha descubierto que intensifica los efectos de los antibióticos de uso común, como la ciprofloxacina, la gentamicina, la vancomicina y la amikacina.[54] Con la toma de la curcumina los síntomas de la faringitis estreptocócica pueden resolverse antes y dosis más pequeñas de antibióticos son tan eficaces como las cantidades más elevadas.

La cúrcuma también es un antiinflamatorio y ayuda a reducir la hinchazón y el dolor mientras erradica las bacterias. Añade una cucharadita de cúrcuma a una taza de agua salada y haz gárgaras cada pocas horas.

29. FIEBRE DEL VALLE DEL RIFT
—

La fiebre del valle del Rift es una enfermedad vírica observada principalmente en el ganado, pero puede transmitirse al ser humano por contacto directo o indirecto con la sangre u órganos de animales infectados. Los agricultores, veterinarios, trabajadores de mataderos y pastores corren mayor riesgo de infección. El virus debe entrar en el huésped humano a través de heridas de la piel, de los pulmones por inhalación o por picaduras de mosquitos. Se han notificado brotes sobre todo en el África subsahariana, pero recientemente Arabia Saudí y Yemen también han reportado casos, lo que indica que el virus se está propagando. En las personas infectadas, los síntomas suelen ser leves y parecidos a los de la gripe, pero pueden aparecer junto con daños hepáticos, sensibilidad a la luz y posibles dolores articulares de cuello y espalda. Duran un máximo de una semana y el sistema inmunitario supera la infección. Un pequeño porcentaje desarrolla síntomas más graves, como enfermedades oculares, inflamación del cerebro o fiebre hemorrágica, que puede ser mortal. Se ha desarrollado una vacuna, pero aún no está autorizada ni, por tanto, disponible. A veces se utiliza el tratamiento con el antiviral ribavirina, pero su eficacia no es óptima. Los casos graves se tratan actualmente con cuidados paliativos.

Periódicamente se producen brotes de fiebre del valle del Rift que pueden afectar en poco tiempo a cientos de personas. Los habitantes y visitantes de zonas de alto riesgo deben ser conscientes de esta enfermedad, ya que su diagnóstico puede ser difícil debido a sus síntomas inespecíficos, especialmente al principio del desarrollo de la infección. Tomar curcumina como preventivo —o, si se diagnostica el virus, como tratamiento— puede ayudar a eliminar el virus del organismo. En cultivos celulares infectados y tratados con curcumina se observaron reducciones significativas de la carga viral. La curcumina se une directamente a una proteína de las células infectadas necesaria para la replicación del virus y la inactiva. En un estudio, el tratamiento preventivo con curcumina en ratones durante las veinticuatro horas antes de la infección, seguido de otros tres días de administración de curcumina, provocó una disminución de los niveles de replicación viral en el hígado de estos animales.[55]

30. GINGIVITIS
—

La encía es la parte de la boca que rodea la base de los dientes y donde se manifiesta la gingivitis. Las encías tienden a sangrar con facilidad, se hinchan y toman un color de rosa a rojo. Empiezan a retraerse y aparece la caries. La gingivitis se produce cuando se forma placa endurecida, llamada *sarro*, por debajo y por encima de la línea de las encías. El sarro está lleno de bacterias y son estas las que inician la infección. La placa se forma a diario en los dientes, pero puede eliminarse fácilmente mediante el cepillado diario y el uso del hilo dental. Si se deja que se endurezca y se convierte en sarro, es mucho más difícil de combatir. Esta enfermedad es frecuente y los síntomas suelen ser leves, por lo que la mayoría de las personas no saben que la padecen. Es necesaria una limpieza dental profesional, seguida de una buena rutina de higiene bucal en casa.

La cúrcuma puede utilizarse como agente antibacteriano en enjuagues para prevenir la acumulación de bacterias en la boca y el posterior desarrollo de placa y sarro. Se comparó un enjuague bucal con cúrcuma con un enjuague bucal comercial antimicrobiano conocido por disminuir la proporción de bacterias y reducir la inflamación, el enrojecimiento y el sangrado. Se observaron reducciones comparables y significativas de las bacterias usando ambos enjuagues.[56] Esto sugiere que la cúrcuma puede utilizarse junto con el cepillado diario y el hilo dental para un enfoque eficaz y muy asequible para el tratamiento de la gingivitis.

ENJUAGUE BUCAL DE CÚRCUMA

1. Hierve cinco gramos de cúrcuma molida con dos clavos de olor y dos hojas secas de guayaba en 200 ml de agua.[57]
2. Cuando la solución se haya templado, enjuágate con una pequeña cantidad. El alivio del dolor debería ser inmediato.

31. HEPATITIS B
—

Se trata de una infección causada por el virus del mismo nombre. Suele transmitirse de madre a hijo durante el parto, pero también puede adquirirse por contacto sexual o por compartir jeringuillas. La mayoría de los adultos que contraen este virus sufren hepatitis B aguda, una enfermedad de corta duración. Algunos se sentirán mal durante varias semanas con náuseas, diarrea, fatiga, ictericia y dolor abdominal. Una pequeña parte de los adultos y la mayoría de los bebés y niños con el virus evolucionan a hepatitis B crónica. Esta enfermedad a largo plazo puede provocar cirrosis y cáncer de hígado. La hepatitis B aguda no tiene más tratamiento que hacer sentir a la persona que la padece lo mejor posible hasta que pasa la enfermedad. Pueden tomarse medicamentos antivirales orales para suprimir el virus en los casos crónicos y ralentizar la progresión de la enfermedad hepática. La prevención puede lograrse mediante una vacuna en tres o cuatro dosis.

A veces no hay vacunas disponibles o accesibles para la prevención de la hepatitis B. Si se contrae el virus, lo ideal es la medicación antivírica. Sin embargo, muchas personas nunca son diagnosticadas o tienen opciones de tratamiento limitadas en función de su ubicación geográfica o situación económica. Para estas personas, obtener la medicación no es una opción. En cambio, la cúrcuma está ampliamente disponible y puede utilizarse como preventivo o para el tratamiento de la enfermedad. En los estudios llevados a cabo, los extractos de cúrcuma inhibieron la replicación vírica en las células hepáticas sin tener ningún efecto tóxico en las propias células hepáticas.[58] Esto sugiere que añadir cúrcuma a la dieta de los enfermos crónicos o tomar suplementos de curcumina puede ralentizar la progresión de la infección y proteger el hígado.

32. HEPATITIS C
—

La hepatitis C es una enfermedad vírica que afecta al hígado. Se contrae a través de sangre contaminada y puede vivir en el organismo durante muchos años antes de que empiecen a aparecer los primeros síntomas. La mayoría de las personas no saben que la tienen hasta que el virus empieza a dañar el hígado y sufren sus síntomas: fiebre, náuseas, diarrea, falta de apetito, fatiga, ictericia, dolores musculares o hemorragias. Alrededor del 25 % de los casos en la fase aguda se resuelven sin tratamiento. El resto puede tratarse con medicamentos antivirales para eliminar el virus del organismo. Sin embargo, la mayoría de los casos que no se tratan se convierten en una enfermedad crónica que puede causar cicatrices en el hígado, lo que afecta a su función, cáncer de hígado o incluso insuficiencia hepática. Si el hígado está demasiado dañado o funciona mal, puede ser necesario un trasplante.

No existe vacuna para la hepatitis C como para la hepatitis A y B. Si se contrae, la mayoría de las personas necesitan un tratamiento antiviral para eliminar la enfermedad o controlar sus síntomas. Aunque hay muchos medicamentos antivirales disponibles, la curcumina puede utilizarse como una forma fácil y barata de eliminar la infección. Se ha demostrado que inhibe la replicación del virus de la hepatitis C en experimentos de laboratorio.[59] Esto demuestra el potencial para que pueda utilizarse como un agente antiviral natural, sin necesidad de receta ni los efectos secundarios de los medicamentos antivirales.

33. HERPES GENITAL
—

En Estados Unidos, más de una de cada seis personas de entre 14 y 49 años tiene herpes genital.[60] Se trata de una infección vírica, principalmente por el virus del herpes simple tipo 2 (VHS-2) y, con menor frecuencia, por el virus del herpes simple tipo 1 (VHS-1). Se transmite por contacto sexual y es muy contagiosa. Muchas personas no saben que tienen el virus porque presentan pocos o ningún síntoma. Los síntomas suelen incluir picor y dolor en la zona genital y úlceras que parecen pequeñas protuberancias rojas o blancas que pueden romperse y supurar, para acabar formando costras. Los brotes repetidos son frecuentes, pero los síntomas suelen ser más leves después del brote inicial. El herpes genital no tiene cura. El tratamiento con medicamentos antivirales puede ayudar a curar las llagas más rápidamente y reducir la frecuencia de las recidivas. También pueden minimizar la posibilidad de transmitir el virus a otras personas. Esto es especialmente importante, ya que el virus se transmite en presencia o ausencia de llagas visibles.

Los medicamentos para las verrugas genitales solo pueden adquirirse con receta. Una alternativa de fácil acceso y rentable es la cúrcuma. La cúrcuma contiene dos compuestos antivirales, la curcumina y el eugenol. Estos compuestos —el eugenol resultó más eficaz— fueron capaces de proteger a los ratones contra la infección genital por VHS-2. Otros estudios mostraron una protección significativa también en cobayas.[61]

ACEITE DE CÚRCUMA PARA LOS BROTES VÍRICOS
1. Haz una pasta con una cucharadita de aceite de coco mezclada con media de cúrcuma en polvo.
2. Aplícala en la zona infectada. El aceite de coco se derretirá, así que no es necesario poner demasiada cantidad.
3. Deja reposar treinta minutos. Lava la zona. Repite si es necesario. La combinación de cúrcuma y aceite de coco debería detener el brote vírico y permitir que comience la curación. Dado que estos compuestos también son antiinflamatorios, el dolor y la hinchazón también deberían reducirse.

34. INFECCIÓN DEL OÍDO MEDIO
—

Hay dos tipos de infección del oído medio, también conocida como otitis media. La otitis aguda media aparece rápidamente y va acompañada de hinchazón y enrojecimiento. Otros síntomas son dolor, dificultad auditiva, fiebre, dolor de cabeza y dificultad para dormir. Se produce cuando determinados virus o bacterias penetran en el oído medio, a menudo a través de las trompas de Eustaquio, que lo conectan con la garganta. Las enfermedades respiratorias o las alergias pueden bloquear estas trompas y los líquidos pueden acumularse en el oído medio y permitir la proliferación de bacterias o virus. El segundo tipo de infección del oído medio se denomina otitis media supurada. En este caso, el líquido del oído persiste incluso después de que haya desaparecido la infección inicial. El oído puede sentirse lleno de líquido y la audición se ve afectada. La mayoría de las infecciones del oído medio se producen en niños, afectando al 80 % de ellos en los primeros tres años de vida. Estas infecciones suelen curarse por sí solas. En casos persistentes o graves, se recetan antibióticos. Para aliviar el dolor, es útil aplicar una compresa caliente sobre el oído afectado y tomar analgésicos.

Una de las principales causas de dolor y malestar en las infecciones del oído medio es la inflamación del tejido que hay detrás del tímpano. La curcumina, un conocido antiinflamatorio, se ha probado en ratas con infecciones agudas del oído medio. En este caso la inflamación del tejido del oído medio disminuyó y la dosis resultó ser segura, lo que la convierte en un tratamiento potencial para reducir la hinchazón y el dolor asociados a esta infección.[62]

35. INFECCIÓN POR ESTAFILOCOCOS
—

Existen más de treinta tipos de infecciones bacterianas por estafilococos, pero la mayoría están causadas por el *Staphylococcus aureus* (*S. aureus*). Estas bacterias son responsables de infecciones cutáneas, neumonía, intoxicación alimentaria, septicemia y síndrome de *shock* tóxico. Las infecciones cutáneas por estafilococos son las más frecuentes y suelen ser leves. Los granos, ampollas o forúnculos son sus síntomas. Sin embargo, las infecciones más graves pueden dar lugar a erupciones rojas e inflamadas con pus o supuración. Muchas personas son portadoras de estas bacterias en la piel o en la nariz sin presentar síntomas. Las bacterias penetran en la piel a través de cortes o rasguños, por lo que es importante mantener limpias las heridas y lavarse las manos con regularidad. Si las bacterias invaden el organismo y llegan al torrente sanguíneo, pueden aparecer infecciones en numerosos órganos y poner en peligro la vida. El tratamiento de las infecciones leves por estafilococos suele consistir en antibióticos o el drenaje de las zonas infectadas. Las infecciones graves requieren hospitalización. Muchas variedades de estafilococos se han vuelto resistentes a los antibióticos. Se necesitan nuevos tratamientos para seguir luchando contra estas bacterias tan presentes.

La curcumina tiene propiedades antibióticas que pueden combatir el *S. aureus*. La mayoría de estas cepas segregan una proteína citotóxica que puede formar poros en las membranas celulares y es esencial para el desarrollo y la progresión de la infección. La curcumina inhibe la ruptura de la membrana de esta proteína, se une directamente a ella y la inactiva. También es capaz de reducir el daño celular pulmonar inducido por esta misma proteína.[63] Un estudio en el que se expuso el *S. aureus* a la curcumina demostró su actividad antibacteriana al dañar sus membranas celulares.[64]

36. LISTERIOSIS

La listeriosis es una infección grave causada por la ingestión de alimentos contaminados con la bacteria *Listeria monocytogenes*. Los seres humanos contraen esta bacteria sobre todo a través de embutidos, salchichas, leche no pasteurizada y quesos poco curados. La mayoría de las personas que entran en contacto con estas bacterias no resultan gravemente afectadas y pueden experimentar dolores musculares, cefaleas, náuseas y diarrea. Las madres embarazadas o lactantes deben estar muy atentas durante el embarazo porque, en su caso, puede poner en peligro la vida del feto o del recién nacido. Las personas con sistemas inmunitarios debilitados también corren mayor riesgo de desarrollar complicaciones graves o potencialmente mortales. Esta enfermedad suele seguir su curso sin intervención, pero en los pacientes de alto riesgo suelen prescribirse antibióticos.

La *Listeria* es una bacteria que contiene una proteína formadora de poros que le permite escapar al citoplasma de las células, donde crece rápidamente y no puede ser detectada por el sistema inmunitario del huésped. Se ha observado que las células infectadas tratadas con curcumina se dirigen a esta proteína y reducen el escape de la bacteria al citoplasma de la célula huésped, limitando así su crecimiento. En estudios con animales, la curcumina aumentó la protección frente a la infección por *Listeria* y ayudó a los animales a eliminar la bacteria del organismo.[65] El consumo de cúrcuma o de suplementos de curcumina puede ayudar a acelerar la recuperación y disminuir la gravedad de los síntomas.

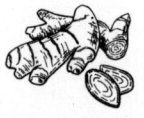

37. MICROANGIOPATÍA COMO COMPLICACIÓN DE LA DIABETES

—

La microangiopatía es una enfermedad que afecta a los pequeños vasos sanguíneos y una de sus principales causas es la diabetes. Si los niveles de glucosa en sangre son elevados, las células endoteliales independientes de la insulina que recubren la superficie de los vasos sanguíneos absorben más glucosa de lo normal. El resultado son unas paredes de los vasos sanguíneos anormalmente más gruesas y débiles; empiezan a perder sangre y proteínas. El flujo sanguíneo se ralentiza y los órganos quedan privados del oxígeno y nutrientes necesarios. Se producen daños funcionales y estructurales. Las consecuencias son de largo alcance e incluyen aterosclerosis, enfermedad renal, retinopatía y neuropatía.

Controlar los niveles de azúcar en sangre es el primer paso para prevenir daños en los pequeños vasos sanguíneos. A veces, esto no es suficiente y es necesario considerar terapias adicionales. Se sabe que la curcumina tiene efectos antiinflamatorios y otros beneficios sobre el revestimiento endotelial de los pequeños vasos sanguíneos. Veinticinco pacientes con microangiopatía diabética recibieron cada día durante cuatro semanas una formulación de 1 gramo de curcumina de biodisponibilidad mejorada. Un grupo de control comparable no recibió curcumina, pero siguió tratando su enfermedad como lo había estado haciendo hasta entonces. Al cabo de cuatro semanas, la microangiopatía había mejorado en todos los sujetos que recibieron la formulación de curcumina. Se observó una disminución significativa del flujo sanguíneo y la inflamación de la piel, lo que permitió un aumento de la cantidad de oxígeno disuelto en la sangre. En el grupo de control no se observó ningún efecto sobre la microcirculación.[66]

38. MIOCARDIOPATÍA
—

La miocardiopatía es una enfermedad del músculo cardiaco que provoca su agrandamiento, rigidez o engrosamiento. Las paredes y los ventrículos se debilitan, lo que dificulta el bombeo de sangre. Algunas personas no experimentan ningún síntoma y pueden no necesitar intervención médica, mientras que otras sufren dificultad para respirar, fatiga, mareos, latidos irregulares, dolor torácico o hinchazón de piernas, brazos, abdomen y tobillos. Hay distintos tipos de miocardiopatías. La miocardiopatía hipertrófica es la más frecuente y afecta a una de cada quinientas personas. Este tipo de malformación puede heredarse o desarrollarse con el tiempo, como complicación del envejecimiento, afecciones cardiacas o enfermedades como la diabetes. Otros tipos de miocardiopatía se desarrollan por deficiencias nutricionales, consumo de drogas y alcohol, ciertas infecciones, trastornos metabólicos o complicaciones del embarazo. El tratamiento depende del tipo y la gravedad de la enfermedad e incluye medicación, procedimientos no quirúrgicos, implantes quirúrgicos o incluso un trasplante de corazón.

El objetivo del tratamiento es controlar los síntomas, evitar que la enfermedad empeore y reducir el riesgo de complicaciones. La curcumina es un potente antioxidante que puede reducir el estrés oxidativo que daña el músculo cardiaco. Un grupo de ratas con diabetes tratadas con curcumina durante un mes redujeron el daño oxidativo del corazón y disminuyeron los niveles de ciertas enzimas inflamatorias y de las implicadas en las anomalías de los vasos sanguíneos.[67] Gracias a otro estudio en ratas diabéticas se descubrió que la curcumina prevenía un aumento de los marcadores moleculares indicativos del agrandamiento del corazón en comparación con los grupos de control, a los que no se administró curcumina.[68] El consumo diario de curcumina puede reducir el estrés oxidativo y ayudar a prevenir el daño del músculo cardiaco en las personas con riesgo de padecer esta enfermedad.

39. NEFRITIS LÚPICA

El lupus eritematoso sistémico es una enfermedad autoinmune que afecta a los riñones, la piel, las articulaciones y el cerebro. El sistema inmunitario del organismo ataca sus propios tejidos sanos y, en el caso de la nefritis lúpica, también a los riñones. La mayoría de las personas diagnosticadas de lupus son mujeres. La causa no se conoce en profundidad, pero se sospecha de antecedentes familiares, infecciones y contaminantes químicos. La nefritis lúpica se caracteriza por la inflamación de los vasos sanguíneos que filtran los desechos y el líquido sobrante del organismo. Los signos y síntomas varían, pero algunos incluyen presencia de proteínas y sangre en la orina, aumento de peso y acumulación de líquido. A menudo se recetan fármacos que suprimen la respuesta inmunitaria del organismo para evitar que ataque a los riñones. Otras medicaciones se utilizan para reducir la presión arterial en un intento de disminuir la pérdida de proteínas o eliminar el exceso de líquido para tratar de combatir la hinchazón de los tejidos.

Los tratamientos de la nefritis lúpica a menudo son caros y no siempre funcionan. La cúrcuma puede proporcionar una forma segura y barata de combatir los síntomas de esta enfermedad y es especialmente útil como alternativa cuando otros tratamientos han fracasado. En un estudio con pacientes con nefritis lúpica, se les administró 1500 mg de cúrcuma al día durante tres meses. Se estableció un grupo de control que recibió el tratamiento placebo. Al cabo de tres meses, los pacientes que consumían cúrcuma presentaban disminuciones significativas de la cantidad de sangre y proteínas en la orina. No se observó tal efecto en el grupo placebo.[69] Esto sugiere que la cúrcuma mejora el funcionamiento de los riñones y puede utilizarse como una alternativa natural, segura y eficaz a los medicamentos caros.

40. PALUDISMO
—

La picadura del mosquito *Anopheles* hembra infectado con parásitos *Plasmodium* los transmite al ser humano. Los parásitos entran en el torrente sanguíneo y viajan hasta el hígado, donde empiezan a multiplicarse. Algunos parásitos de la malaria permanecen en el hígado y otros se liberan en el torrente sanguíneo. Infectan los glóbulos rojos y siguen creciendo y multiplicándose en su interior. Finalmente, los glóbulos rojos se destruyen y se liberan nuevos parásitos, descendientes de los primeros. Estos continúan el ciclo afectando a otros glóbulos rojos. El periodo de incubación dura una media de diez días, tras los cuales el huésped —el ser humano— empieza a desarrollar síntomas. Aparecen fiebre, dolor de cabeza, escalofríos, sudoración, fatiga y, a veces, convulsiones, que pueden asociarse erróneamente con síntomas de la gripe, sobre todo en zonas donde el paludismo es poco frecuente. La mayoría de los casos diagnosticados en el mundo desarrollado son viajeros que regresan de países donde el paludismo es transmisible. Quienes viajen a zonas donde el paludismo es endémico deben tomar precauciones y someterse a pruebas inmediatamente si aparecen síntomas. Si no se trata, puede dañar órganos vitales y, en casos graves, llega a ser mortal. La Organización Mundial de la Salud recomienda el tratamiento combinado con artemisinina (ajenjo dulce), conocido por las siglas, en inglés, ACT. El ajenjo dulce reduce la concentración del parásito en el torrente sanguíneo en los tres primeros días de la infección; se utilizan otros fármacos para eliminar el resto. Sin embargo, el paludismo se está volviendo resistente al tratamiento ACT y no se dispone de alternativas al ajenjo dulce. Tan solo existe una vacuna autorizada que está disponible en Europa.

Encontrar una fuente alternativa a los tratamientos actuales es cada vez más importante con el aumento de cepas del parásito *Plasmodium* resistentes a los fármacos. Se han probado dos hierbas utilizadas en la medicina ayurvédica y en la medicina tradicional china para proteger el hígado y reducir la fiebre en combinación con la curcumina en su actividad antipalúdica para combatir cepas resistentes y sensibles a los fármacos del parásito portador de la malaria. La curcumina tuvo un efecto favorable con cada uno de estos fármacos y potenció la actividad antipalúdica en ambas cepas, reduciendo la replicación del parásito en los glóbulos rojos durante la fase de desarrollo. No se observó toxicidad alguna.[70] Un nuevo tratamiento alternativo que utiliza esta combinación de hierbas ha demostrado su eficacia en el tratamiento de la malaria.

41. PÁRKINSON

Se trata de un trastorno progresivo del sistema nervioso central que causa temblores, rigidez, lentitud de movimientos y pérdida del equilibrio. Las células nerviosas del cerebro se dañan, lo que provoca un descenso de los niveles de dopamina. Esto conduce a una actividad cerebral anormal que se manifiesta en los síntomas característicos. La causa de la enfermedad de párkinson es en gran parte desconocida, pero se cree que tiene que ver la predisposición genética combinada con desencadenantes ambientales. A medida que esta enfermedad avanza, la función cognitiva disminuye y los afectados pueden experimentar insomnio, depresión, estreñimiento, fatiga o problemas de vejiga. El párkinson no tiene cura, pero pueden tomarse medicamentos para mejorar los síntomas. Los medicamentos aumentan o sustituyen la dopamina en el cerebro. En algunos casos avanzados se puede optar por la cirugía para implantar electrodos en una parte específica del cerebro que ayuden a reducir los síntomas. A menudo se recomienda hacer ejercicio, fisioterapia y logopedia.

Parece ser que los radicales libres desempeñan un papel en el desarrollo de la enfermedad de párkinson. Se trata de moléculas sin carga que son muy reactivas y desencadenan una reacción en cadena en una célula que puede acabar destruyéndola. Los antioxidantes neutralizan los radicales libres y protegen la célula del daño. La curcumina es un antioxidante que ha demostrado tener efectos neuroprotectores en un estudio con ratas afectadas por la enfermedad de párkinson. Concretamente los niveles de dopamina, que disminuyen lentamente con la progresión de la enfermedad, aumentaron en la parte del cerebro responsable de los movimientos automáticos y la cognición.[71] Este aumento puede contrarrestar el desarrollo o la progresión de los síntomas asociados.

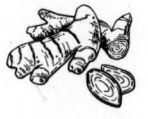

42. PERIODONTITIS

—

Es muy importante seguir una buena rutina de higiene bucal para prevenir la periodontitis. Se trata de una enfermedad grave de las encías en la que estas se separan de los dientes y forman bolsas donde las bacterias pueden reproducirse y causar inflamación. Las bolsas se hacen más profundas, lo que permite que se acumulen más bacterias. La inflamación empeora y aparece la infección. Finalmente, las encías, el tejido y los huesos en los que se insertan las piezas dentales se destruyen y estas pueden deteriorarse y caerse; la extracción es en ocasiones la única solución. Presta atención a las encías enrojecidas, inflamadas y sensibles al tacto. Es posible que se formen nuevos espacios entre los dientes y que estos empiecen a perder fijación. Si ocurre esto, las encías se retraen o se encuentra pus entre las piezas dentales y las encías, es hora de tomar medidas y acudir a un dentista para detener la progresión de la enfermedad.

Está demostrado que la curcumina inhibe, en la dosis adecuada, el crecimiento de distintos tipos de bacterias que suelen ser responsables de la aparición de la periodontitis. En los estudios realizados se necesitaron niveles muy bajos de curcumina para suprimir el crecimiento de biopelículas en los dientes. La *Porphyromonas gingivalis*, la principal bacteria responsable del desarrollo de la periodontitis crónica, se inhibió en más de un 80 % de los pacientes.[72] Cepillarse los dientes con cúrcuma —no mancha los dientes— o utilizarla en un enjuague bucal puede formar parte de una rutina diaria de cuidado bucal para reducir el crecimiento de bacterias y prevenir las enfermedades de las encías. (Véase cómo preparar un enjuague bucal de cúrcuma en la página 59).

43. PÓLIPOS COLORRECTALES

Los pólipos colorrectales son pequeños grupos de células que crecen en el revestimiento interno del colon; pueden tener forma tubular, plana o fungiforme. Son muy frecuentes y su prevalencia aumenta con la edad. Más de un tercio de las personas mayores de sesenta años tienen al menos uno. Varían en tamaño y localización. El tipo más común se denomina pólipo adenoma. Este tipo puede ser canceroso. Cuanto más grande, más probable es que se convierta en cáncer. Tener tres o más de estos pólipos, aunque sean benignos, aumenta la probabilidad de que se desarrollen los de tipo canceroso en el futuro. Algunos trastornos hereditarios, como la poliposis adenomatosa familiar (PAF), causan cientos o miles de pólipos, normalmente a partir de la adolescencia. En estos casos, si no se tratan, es muy probable que se conviertan en cáncer. La mayoría de los pólipos no presentan síntomas y se descubren durante una colonoscopia rutinaria. Sin embargo, en algunos casos, la presencia de sangre en las heces, heces negras o anemia ferropénica pueden indicar la presencia de uno o más pólipos. Pueden extirparse por endoscopia durante un examen intestinal y los analiza un patólogo para determinar si son malignos. En casos de PAF, a veces es necesaria la cirugía para extirpar el colon y el recto. Actualmente, se utilizan antiinflamatorios no esteroideos, pues se ha demostrado que reducen o previenen la formación de pólipos. Sin embargo, los efectos secundarios de estos fármacos son preocupantes e incluyen hemorragias gastrointestinales e implicaciones cardiovasculares.

Dada la elevada incidencia de la formación de pólipos y su presencia generalmente silenciosa, parece sensato tomar medidas para prevenirlos. Para reducir los graves efectos secundarios causados por los antiinflamatorios no esteroideos, toma curcumina y quercetina, polifenoles vegetales que también están disponibles como suplementos dietéticos. En cinco pacientes con PAF, se administraron 480 mg de curcumina y 20 mg de quercetina por vía oral tres veces al día durante seis meses. El número de pólipos disminuyó una media del 60 % y el tamaño se redujo una media de casi el 51 % en comparación con el número y el tamaño antes del tratamiento.[73] Esta eficacia combinada con la seguridad de estos productos naturales ofrece una alternativa atractiva a los tratamientos actuales.

44. PROCTITIS ULCEROSA Y COLITIS

—

La proctitis ulcerosa es una forma leve de colitis ulcerosa, una enfermedad intestinal que consiste en una inflamación duradera en el revestimiento más interno del intestino grueso. En esta forma de colitis, la inflamación suele limitarse al recto, aunque también puede extenderse hacia el colon. Los síntomas varían en función de dónde se localice la inflamación en el colon y suelen ser de leves a moderados, con periodos de remisión. Algunos signos son diarrea con sangre o pus, hemorragia rectal, dolor abdominal o rectal, urgencia o incapacidad para defecar, fiebre, fatiga y pérdida de peso. Las opciones de tratamiento incluyen ajustes dietéticos, inmunosupresores, medicación antidiarreica o antiinflamatorios. Los casos graves pueden requerir cirugía para extirpar el colon y el recto.

Las enfermedades del colon pueden dificultar los viajes o incluso salir de casa para hacer recados. Tener acceso a un cuarto de baño es una prioridad y, cuando no se sabe con seguridad, puede producirse ansiedad. Es comprensible que la mayoría opte por tomar medicamentos para ayudar a frenar los síntomas desagradables, pero su uso a largo plazo puede estresar el organismo y causar otros problemas. Una alternativa natural es la cúrcuma. Se puede consumir para ayudar a aliviar los síntomas de la proctitis ulcerosa y la colitis, e incluso puede mantener la enfermedad en remisión.

Se administró curcumina a una pequeña muestra de pacientes con proctitis ulcerosa. Todos ellos mejoraron sus síntomas y la mayoría pudo reducir las dosis de sus medicamentos.[74] En un estudio más amplio, de seis meses de duración, se administró a pacientes con colitis ulcerosa inactiva una dosis de 2 gramos de curcumina al día combinada con un antiinflamatorio de uso común o un placebo con el mismo antiinflamatorio. Los pacientes tratados con curcumina presentaron tasas de recurrencia significativamente menores que los que recibieron el placebo. Se observaron mejoras en el índice endoscópico que mide el patrón vascular, la hemorragia y la ulceración, así como en el índice de actividad clínica que mide la gravedad de los síntomas.[75]

45. RETINOPATÍA COMO COMPLICACIÓN DE LA DIABETES

Una de las muchas complicaciones de la diabetes es el daño a la retina, capa receptora de la luz situada en la parte posterior del ojo. Con el tiempo, un exceso de azúcar en la sangre puede dañar sus vasos sanguíneos y provocar pérdida de sangre y otros fluidos. El tejido retiniano se hincha y la visión se vuelve turbia y borrosa. Algunas personas ven manchas o hilos oscuros flotando o tienen dificultades para

BIENESTAR

BELLEZA

DECORACIÓN

ver de noche. La retinopatía es progresiva y suele afectar a ambos ojos. Las primeras fases de esta enfermedad suelen ser asintomáticas y apenas requieren tratamiento, salvo el control de los niveles de glucosa en sangre. A medida que se obstruyen más vasos sanguíneos y disminuye la nutrición de la retina, la enfermedad avanza hasta convertirse en lo que se conoce como retinopatía diabética proliferativa. Debido a la extensión del daño en los vasos sanguíneos, empiezan a crecer nuevos vasos en la retina. Sin embargo, estos son anormales y se filtran en la sustancia gelatinosa que llena el ojo. La visión puede perderse parcial o totalmente. Los tratamientos con láser para detener la pérdida de sangre y líquido o impedir la proliferación de vasos sanguíneos anormales pueden ayudar a recuperar parte de la visión. A veces se recurre a la cirugía para eliminar la sangre y el tejido cicatricial del ojo.

También se cree que el estrés oxidativo y la inflamación contribuyen al desarrollo de la retinopatía diabética. Por sus propiedades antioxidantes y antiinflamatorias, se ha investigado la curcumina para prevenir la progresión de estos procesos en ratas diabéticas. Estas recibieron suplementos de curcumina o placebo durante un periodo de seis semanas. En el grupo tratado con curcumina se conservó la actividad antioxidante, mientras que en el del placebo disminuyó. La curcumina no solo combatió el estrés oxidativo, sino que también se redujeron los marcadores de inflamación y daño celular.[76] La curcumina tiene un efecto beneficioso para prevenir o ralentizar la progresión de la retinopatía diabética.

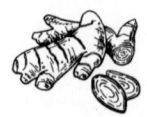

46. SÍNDROME DE INMUNODEFICIENCIA ADQUIRIDA (SIDA)

—

El VIH, o virus de la inmunodeficiencia humana, es una enfermedad de transmisión sexual que puede contagiarse a través del contacto con los fluidos corporales de una persona infectada o de madre a hijo durante el embarazo, el parto o la lactancia. El VIH ataca al sistema inmunitario y destruye las células que el organismo utiliza para combatir las infecciones y enfermedades. Las infecciones oportunistas y diferentes tipos de cáncer pueden desarrollarse y propagarse con rapidez.

La enfermedad consta de tres fases. La primera puede durar varias semanas, cuando los infectados pueden experimentar fiebre, dolor de cabeza, dolor de garganta y dolor muscular. La segunda etapa no suele presentar síntomas y, si se toman medicamentos antirretrovirales, la progresión puede ralentizarse durante décadas. Sin tratamiento, el sistema inmunitario se daña gravemente y, en una década, la enfermedad avanza a la tercera fase, conocida como SIDA. En esta fase, el organismo se expone a muchas infecciones y el tiempo de supervivencia disminuye drásticamente. Una vez detectado el VIH, debe iniciarse el tratamiento con una combinación de fármacos para mantener baja la carga viral. Por desgracia, el VIH no tiene cura.

La curcumina ha mostrado efectos prometedores como compuesto antirretroviral que puede actuar en distintas fases del ciclo vital del VIH y ralentizar su progresión en el organismo. Lo hace evitando que el virus inserte su ADN en el material genético[77] e impidiendo que la proteasa del VIH (una enzima que rompe las proteínas) produzca más virus.[78] También se han identificado pruebas de la inhibición de otras enzimas virales esenciales para la replicación y propagación del VIH.[79], [80] La curcumina es prometedora como agente en el desarrollo de medicamentos antivirales que se utilizarán para ralentizar o detener el avance del VIH y el sida.

47. ÚLCERAS PÉPTICAS

Las úlceras son orificios en el revestimiento protector del estómago, el intestino delgado o el esófago. Causan dolor de estómago, hinchazón, ardor, náuseas e intolerancia a los alimentos grasos. Se cree que la causa principal es la infección por *H. pylori*. El uso excesivo de analgésicos, el tabaquismo, el estrés y el consumo excesivo de alcohol son otros factores que contribuyen a la aparición de la enfermedad. Si hay presencia de *H. pylori*, el tratamiento consiste en antibióticos para eliminar las bacterias. A menudo se prescriben medicamentos para neutralizar, bloquear o reducir la producción de ácido estomacal. Es imprescindible reducir considerablemente o suspender el consumo de analgésicos, tabaco y alcohol.

La cúrcuma es capaz de curar las úlceras pépticas. El 76 % de los pacientes con úlceras duodenales o gástricas de un estudio experimentaron una mejoría completa de su afección tras doce semanas de tratamiento con cúrcuma. Este resultado se consiguió mediante cinco dosis diarias de 600 miligramos de cápsulas de cúrcuma. No se observaron cambios significativos en la sangre ni en la función hepática o renal.[81] Incluso dosis mucho más pequeñas, como 1 gramo de cúrcuma al día, pueden reducir las úlceras gástricas de forma considerable.[82] La cúrcuma parece ser segura y eficaz para curar esta afección y sus síntomas asociados.

48. VIRUS DEL PAPILOMA HUMANO (VPH)

—

Existen más de cien variedades del virus del papiloma humano (VPH) y un número considerable de personas en todo el mundo tiene en la actualidad alguna forma de este virus.[83] Estos virus causan verrugas plantares, verrugas comunes, verrugas genitales y verrugas planas. Sin embargo, trece tipos del VPH pueden causar cáncer. De ellos, el cáncer de cuello uterino es el más frecuente, pero los cánceres de ano, pene, vagina y garganta también se han asociado a determinadas cepas del VPH. Estos tipos de alto riesgo se transmiten por contacto sexual y la mayoría de los hombres y mujeres sexualmente activos se han infectado por el VPH en algún momento de su vida. La mayoría de las infecciones desaparecen por sí solas. Solo una pequeña parte de ellas evoluciona a cáncer. Los tipos 16 y 18 del VPH son responsables del 70 % de las lesiones cervicales precancerosas y del cáncer de cuello uterino. Este cáncer de crecimiento lento puede tardar entre quince y veinte años en desarrollarse. Los síntomas solo aparecen cuando la enfermedad ya ha avanzado y pueden incluir sangrado vaginal anormal, dolor pélvico, flujo vaginal, hinchazón en una pierna y fatiga. Recientemente se han desarrollado vacunas para prevenir las infecciones por el VPH de alto riesgo. Se dirigen a las chicas que aún no son sexualmente activas y, más recientemente, a los chicos para protegerlos contra el cáncer y las verrugas genitales.

Las citologías periódicas o las pruebas del VPH ayudan a determinar la infección. En caso positivo, la curcumina puede utilizarse como intervención terapéutica eficaz y segura para eliminar el virus. En un estudio se administró una crema vaginal que contenía curcumina entre sus ingredientes y una cápsula vaginal de curcumina a mujeres positivas en el VPH. Asimismo, se administraron cremas y cápsulas placebo a dos grupos de control. Al cabo de treinta días, la crema eliminó el virus en cerca del 88 % de las mujeres, mientras que las cápsulas de curcumina eliminaron el virus en un número de casos superior al del grupo placebo, aunque no de forma significativa.[84] La curcumina también demostró ser citotóxica para las células de cáncer de cuello de útero asociadas al VPH mediante la fragmentación nuclear y la inhibición de la expresión de dos oncogenes virales. La respuesta dependía en última instancia tanto del tiempo como de la dosis.[85] Parece que la curcumina es beneficiosa en varias fases de la infección por el VPH, desde la eliminación precoz hasta el control posterior del tumor.

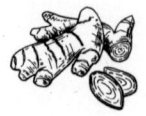

CAPÍTULO 2

BIENESTAR FÍSICO Y MENTAL

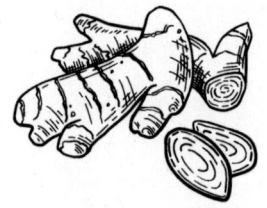

49. AGUJETAS

—

Después de meses de inactividad, jugar un partido de fútbol o salir a correr con un amigo puede parecer una buena idea. Sin embargo, intentar moverse al día siguiente, cuando todos los músculos están agarrotados y doloridos, hará que nos arrepintamos. Tomar medidas preventivas para evitar dolores musculares a causa de lesiones o por un esfuerzo intenso es algo en lo que hay que pensar. Las agujetas, u otro tipo de dolores musculares, también pueden deberse a tensiones, estrés o enfermedades. El dolor puede aparecer en cualquier parte del cuerpo y durar desde varias horas hasta meses. Si es por causa del ejercicio, las agujetas son el resultado de desgarros microscópicos en las fibras musculares, mientras que, si el dolor está relacionado con una enfermedad, puede haberlo causado una inflamación.

La administración oral de suplementos de curcumina puede reducir ese dolor, habitual tras entrenamientos intensos o al trabajar nuevos grupos musculares. En un estudio, diecisiete hombres recibieron 2,5 gramos de curcumina o placebo dos veces al día, dos días antes del ejercicio y tres días después. Al cabo de uno y dos días, los participantes notaron una reducción del dolor de moderada a considerable durante las sentadillas, los saltos y los estiramientos. También se observó un pequeño aumento en el rendimiento del ejercicio en el salto con una sola pierna.[86] La curcumina puede tomarse para minimizar el dolor muscular e incluso lleva a mejorar el rendimiento en entrenamientos posteriores.

50. ANSIEDAD

Todo el mundo siente ansiedad en determinados momentos de su vida. Antes de una entrevista de trabajo, de una primera cita o de mudarse a una nueva ciudad, se puede sentir miedo, preocupación, nerviosismo, inquietud o incluso pánico. Estos sentimientos suelen remitir una vez pasado el acontecimiento. Para algunos, estos sentimientos no se resuelven y son persistentes y abrumadores. Este es otro nivel de ansiedad que se clasifica como trastorno de ansiedad. Hay distintos tipos, pero todos pueden interferir en la vida diaria y ser tan intensos e incapacitantes que los afectados se aíslan de la sociedad. La ansiedad está causada por cambios en el funcionamiento de la parte del cerebro que regula las emociones. A nivel fisiológico, la persona puede tener dificultad para respirar, palpitaciones, náuseas, tensión muscular e insomnio. Se pueden utilizar fármacos para reducir los síntomas, terapia para abordar los problemas emocionales, cambios en la dieta para mejorar el funcionamiento general del organismo y técnicas de relajación.

Algunas personas con ansiedad necesitan la ayuda de médicos y psicólogos que les ayuden a tratar los problemas psicológicos y los síntomas físicos. No importa si la ansiedad proviene del miedo y la preocupación del día a día o de un trastorno de ansiedad diagnosticado. Tomar productos naturales como la cúrcuma también puede ayudar. En un estudio se administraron extractos de curcumina durante un periodo de doce semanas a pacientes con depresión. La curcumina no solo fue eficaz para reducir los síntomas de la depresión, sino también para reducir la ansiedad. Las puntuaciones del Inventario de Rasgos de Ansiedad de Spielberger, que mide la gravedad de los síntomas de la ansiedad con información de los mismos pacientes, mejoraron tras la administración de curcumina.[87] La ansiedad puede activarse con sustancias químicas como el sulfito, un conservante alimentario que puede afectar al cerebro e inducir ansiedad. La curcumina tuvo un efecto ansiolítico cuando se administró a ratas macho expuestas a sulfitos.[88] Por otra parte, la ausencia de un compuesto también puede desencadenarla, como se observa en la deficiencia dietética de ácido docosahexaenoico, DHA. La curcumina potenció la síntesis de DHA, dando lugar a niveles elevados en el cerebro y a una reducción de los síntomas de ansiedad.[89]

51. ANTICOAGULANTE

Los coágulos sanguíneos son necesarios para detener las hemorragias, pero también pueden formarse en lugares del cuerpo donde pueden ser peligrosos. En las arterias y las venas, los coágulos se forman en un intento de reparar el daño tisular depositando capas de fibrina y plaquetas. Esto es un problema porque estos coágulos ralentizan el flujo sanguíneo. Pueden llegar a obstruir por completo los vasos sanguíneos tanto donde se originan como en cualquier otra parte del cuerpo. Esto puede ser muy grave y provocar un infarto de miocardio o un ictus. Dependiendo de dónde se encuentre el coágulo, el tratamiento puede hacerse con medicamentos anticoagulantes o con paracetamol o ibuprofeno para controlar el dolor y la inflamación. Algunos efectos secundarios de los anticoagulantes son hematomas graves, encías sangrantes, vómitos de sangre, dolor torácico y hemorragias nasales prolongadas.

La curcumina se propone como anticoagulante para prevenir la formación de coágulos sanguíneos en pacientes de riesgo, pero sin los efectos secundarios de los fármacos más habituales. Aumenta la producción de prostaciclina, un potente inhibidor de la agregación plaquetaria. Curiosamente, el ácido acetilsalicílico, que suele tomarse para diluir la sangre, reduce la producción de este inhibidor.[90] La curcumina, en forma biodisponible, puede ser un anticoagulante incluso más eficaz que la aspirina.

52. DEPRESIÓN

La depresión es un trastorno del estado de ánimo que provoca una profunda tristeza y una pérdida de interés por hacer nada. Afecta a la forma de sentir, pensar y comportarse de una persona y puede causar no solo problemas emocionales, sino también físicos. La depresión clínica puede ocurrir una vez en la vida de una persona o repetirse varias veces. Este sentimiento de tristeza puede causar insomnio, pérdida de apetito, falta de concentración, fatiga, pensamientos suicidas y síntomas físicos, como dolores de espalda y de cabeza. Los cambios en los niveles hormonales del organismo pueden causar o desencadenar la depresión. Se cree que las modificaciones del funcionamiento de las sustancias químicas del cerebro y el efecto que ello tiene en el mantenimiento de un estado de ánimo estable desempeñan un papel importante. A menudo se prescribe asesoramiento psicológico y medicamentos antidepresivos. Los antidepresivos pueden causar una amplia gama de efectos secundarios, como náuseas, insomnio, visión borrosa, aumento de peso, fatiga y disfunción sexual.

La curcumina parece ser segura, eficaz y bien tolerada entre los pacientes diagnosticados de trastornos depresivos. En estudios con ratones, la curcumina aumentó los niveles de los neurotransmisores serotonina, noradrenalina y dopamina en el cerebro, lo que puede desempeñar un papel en el alivio de la depresión.[91] En ensayos con humanos, la curcumina sola y en combinación con el azafrán redujo significativamente los síntomas en pacientes con trastornos depresivos mayores.[92] Su eficacia no dependió de la dosis. Otro ensayo demostró que era incluso comparable a la fluoxetina, un fármaco común prescrito para tratar la depresión. Todos los pacientes toleraron bien la curcumina y no mostraron síntomas adversos, a diferencia de lo producido por la fluoxetina.[93]

53. DIARREA

El término *diarrea* describe las deposiciones sueltas y acuosas. Es una afección muy común y suele durar unos pocos días, aunque una diarrea prolongada puede indicar una afección médica como el síndrome del intestino irritable. Suele ir acompañada de calambres y dolor de estómago, hinchazón, fiebre, náuseas y vómitos. Se produce cuando las heces se desplazan demasiado deprisa por el colon, de modo que este no tiene tiempo de absorber suficiente líquido. Los principales responsables de la diarrea son los virus, las bacterias y los parásitos. La intolerancia alimentaria y muchos medicamentos también pueden causarla en personas susceptibles. Si persiste más de unos pocos días, los médicos pueden recetar antibióticos si la causa es bacteriana o parasitaria.

El aumento de la resistencia a los antibióticos es un problema importante en el tratamiento de las enfermedades bacterianas infecciosas. Es necesario desarrollar terapias alternativas que sustituyan o se combinen con los tratamientos actuales para poder afrontar los casos resistentes. La curcumina utilizada en combinación con tres antibióticos se probó contra cinco cepas de bacterias causantes de diarrea. La curcumina fue capaz de reducir la dosis de antibióticos utilizada sin dejar de ser tan eficaz como la dosis original por sí sola. Incluso tuvo un efecto beneficioso con los antibióticos, haciendo que el tratamiento fuera más eficaz que antes.[94]

54. DOLOR DE MUELAS

Un dolor agudo o punzante en una pieza dental o en otra parte de la boca puede ser una verdadera tortura. El dolor, que suele deberse a la irritación de la raíz nerviosa del diente, puede ser constante o aparecer solo cuando se ejerce presión sobre la pieza afectada. A veces se produce hinchazón alrededor del diente y se acompaña de dolores de cabeza. Algunas de las causas más comunes son las caries, empastes dañados, encías infectadas, traumatismos en el diente o bruxismo. A menudo es necesaria la intervención de un dentista. Los analgésicos se utilizan para calmar temporalmente el dolor y la inflamación.

Una alternativa a estos medicamentos, como el ibuprofeno o el paracetamol, es la cúrcuma. Se trata de un antiinflamatorio que puede reducir la hinchazón y, por consiguiente, el dolor. (Véase cómo preparar el enjuague bucal de cúrcuma en la página 59).

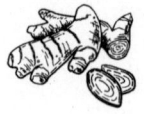

55. DOLOR NEUROPÁTICO COMO COMPLICACIÓN DE LA DIABETES

—

La complicación que tiene mayores efectos a largo plazo de la diabetes es la neuropatía, el daño de los nervios. Existen cuatro tipos. La neuropatía periférica es la más común y causa hormigueo, quemazón, punzadas o dolores punzantes agudos en pies, piernas, manos y brazos; el dolor puede empeorar por la noche. Hasta el 50 % de las personas con neuropatía periférica no sienten dolor. A menudo se les adormecen las extremidades, lo que aumenta el riesgo de úlceras en los pies y amputaciones. La neuropatía autonómica afecta a los nervios que controlan el corazón, el aparato digestivo, los órganos sexuales, las glándulas sudoríparas y la vejiga, y puede dar lugar a problemas de funcionamiento de todos estos órganos. Por su parte, la neuropatía proximal debilita los nervios de los muslos, las caderas, las nalgas y las piernas. Indicadores de esta son el dolor repentino e intenso o los problemas para ponerse de pie. En último lugar, la mononeuropatía afecta a un solo nervio.

La neuropatía diabética está relacionada con la hiperglucemia y tiende a empeorar con la edad y el tiempo transcurrido desde su aparición. La hipertensión arterial, la obesidad, el colesterol o los triglicéridos altos y el tabaquismo son otros factores que contribuyen a su aparición. La mejor forma de tratarla es mantener los niveles de azúcar en sangre bajo control. Pueden utilizarse medicamentos para disminuir el dolor, pero no funcionan en todos los casos y tienen muchos efectos secundarios.

Esta afección es difícil de tratar y el alivio que proporcionan los analgésicos a menudo no compensa los problemas de salud adicionales que surgen con su uso. El tratamiento con curcumina en ratones diabéticos ha logrado que disminuyera de forma significativa la sensibilidad al dolor, posiblemente al inhibir la liberación de factores implicados en la inflamación sistémica y en la transmisión de las señales nerviosas de dolor.[95] La curcumina también ayuda a frenar la progresión de la neuropatía gracias a su capacidad para controlar los niveles de azúcar en sangre. En pacientes[96] se modulan los niveles y aumenta la secreción de insulina.[97] La curcumina es una alternativa prometedora al uso crónico de medicamentos de prescripción para controlar el dolor de origen nervioso.

56. ECZEMA
—

Se trata de un grupo de enfermedades que provocan picor e inflamación de la piel. Suele ir acompañado de asma o fiebre del heno y es frecuente en lactantes, de los que hasta un 20 % se ven afectados, aunque la mayoría lo superan al cumplir los diez años. Un 3 % de la población lo padece de forma intermitente a lo largo de su vida. Durante un brote, la piel pica, se engrosa, se seca y se vuelve escamosa; puede enrojecerse o ponerse marrón, pues la pigmentación puede verse afectada. Hay muchos factores desencadenantes, como el rascado, las duchas calientes, el estrés, la ropa o los alérgenos. Casi todas las personas con eczema tienen bacterias *Staphylococcus aureus* en la piel, que se multiplican rápidamente si penetran desde la superficie. Si esto ocurre, los síntomas empeoran. Las cremas y los fármacos orales para controlar el picor y la inflamación pueden ayudar a controlar los síntomas y los antibióticos ayudan a eliminar una infección.

El principal objetivo del tratamiento del eczema es aliviar el picor, ya que rascarse puede provocar una infección. La curcumina disminuye el comportamiento de rascado en estudios con [98] y la gravedad del picor en humanos, en parte reduciendo la liberación de proteínas proinflamatorias del hígado.[99] La actividad antiinflamatoria de la curcumina puede ayudar a reducir la hinchazón y el enrojecimiento del tejido afectado. Otro compuesto que se encuentra en la cúrcuma, llamado *ácido hidroxicinámico*, inhibe la activación de las células T y la producción de proteínas necesarias para la respuesta inflamatoria.[100] Esto reduce la incidencia de brotes y hace que la respuesta del organismo sea más moderada. Si el *Staphylococcus aureus* causa una infección cutánea, la curcumina puede destruir estas bacterias dañando sus membranas, lo que permite la salida de su contenido.[101] Tomar cúrcuma o usarla tópicamente muestra potencial terapéutico en el tratamiento del eczema.

57. ESGUINCES
—

Los ligamentos son tejidos fibrosos que unen los huesos. La rotura o sobrecarga de un ligamento puede provocar un esguince. En la zona de la lesión se siente dolor y aparece hinchazón, hematomas y los movimientos se ven limitados. Los esguinces suelen producirse en el tobillo al caminar o correr sobre superficies irregulares. La rodilla, la muñeca y el pulgar son los lugares más habituales de esta lesión. Asegurarse de calentar adecuadamente antes de hacer ejercicio, parar cuando se produzca fatiga muscular, llevar el calzado adecuado y evitar las superficies resbaladizas o irregulares reduce el riesgo de sufrir un esguince. Una preparación física adecuada también es útil para evitar las lesiones derivadas de la práctica deportiva. La mayoría de los esguinces leves pueden tratarse en casa.

Procura que la zona descanse, aplica hielo durante veinte minutos y repite la operación cada pocas horas; comprime la zona con una venda elástica y eleva el miembro lesionado. Esto debería reducir la hinchazón. El dolor puede tratarse con medicamentos sin receta, como ibuprofeno y paracetamol. Los esguinces más graves pueden requerir la atención de un médico y un fisioterapeuta.

Reducir la hinchazón ayudará a reducir el dolor y proporcionará alivio a la persona lesionada. Tanto la ingestión oral como la aplicación tópica de curcumina son útiles en este sentido.

PASTA DE CÚRCUMA PARA ESGUINCES

1. Mezcla dos partes de cúrcuma molida con una parte de sal y añade agua suficiente para formar una pasta. Extiende la pasta sobre el miembro dolorido y envuélvelo en un paño.
2. Ten en cuenta que la tela se manchará para siempre y la piel temporalmente. Para eliminar el color amarillo de la piel, basta con frotarla con un algodón humedecido en aceite de coco.

La cúrcuma molida puede consumirse como parte de la dieta, en salteados, curri, leche caliente o té, o en cápsulas. La cúrcuma tomada junto con la bromelina, otro compuesto antiinflamatorio, tiene un gran efecto combinado y funciona bien para reducir la hinchazón de los esguinces. Tómalos dos o tres veces al día, o según las indicaciones del envase o un experto, para ayudar en la recuperación de la lesión.

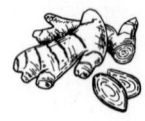

58. EXPOSICIÓN AL ARSÉNICO
—

El arsénico es una sustancia química semimetálica que se encuentra de forma natural en cantidades minúsculas en la corteza terrestre. Algunas zonas tienen cantidades más elevadas que otras debido a la actividad humana, como el uso de pesticidas. Se ha propagado ampliamente por el agua y el aire. La mayor exposición se produce principalmente al beber agua contaminada y consumir alimentos regados con ella o preparados en ella. Los antibióticos presentes en los piensos para pollos son otra fuente importante de exposición, al igual que también está presente en el arroz o el tabaco. En todo el mundo, más de 200 millones de personas están expuestas a niveles potencialmente peligrosos de arsénico. La intoxicación aguda se caracteriza por vómitos, diarrea, dolor abdominal, hormigueo en las extremidades y, a veces, la muerte. La exposición a largo plazo se asocia a lesiones cutáneas y cáncer de piel, enfermedades cardiovasculares, diabetes y formas de neurotoxicidad que provocan deterioro físico y cognitivo. El tratamiento de la intoxicación por arsénico está diseñado para eliminarlo del organismo y minimizar los daños. A veces son necesarias transfusiones de sangre. La irrigación intestinal y la terapia de quelación pueden eliminarlo. Los suplementos minerales o determinados medicamentos se usan para proteger los órganos de los daños. La ubicuidad del arsénico hace casi imposible evitar la exposición. La mayoría de las personas inhalarán o ingerirán trazas de arsénico a lo largo de su vida. Por lo tanto, parece prudente proteger activamente al organismo de una posible intoxicación. Una forma segura y natural de hacerlo es consumir curcumina. En muestras de sangre de personas de algunas regiones de Bengala Occidental donde son frecuentes los altos niveles de envenenamiento por arsénico se detectaron graves daños en el ADN y un mayor estrés oxidativo. Tras tres meses de consumo de curcumina, se redujo el daño en el ADN. Aumentó la actividad antioxidante y disminuyeron los niveles de especies reactivas del oxígeno, lo que proporcionó un efecto protector.[102] El consumo diario de curcumina puede evitar el daño del ADN y más complicaciones para la salud derivadas de la exposición crónica al arsénico.

59. FIEBRE DEL VALLE DEL NILO OCCIDENTAL

—

El virus del valle del Nilo occidental (VNO) se transmite de su huésped natural, las aves, a los mosquitos y luego a los seres humanos. Cuando los mosquitos se alimentan de aves infectadas, el virus pasa de la sangre a las glándulas salivales del mosquito, de donde puede pasar fácilmente, al picar, a los humanos. Esta es la forma más común de transmisión, pero los trasplantes de órganos, las transfusiones de sangre y la lactancia materna son otras vías de propagación habituales. Alrededor del 80 % de los infectados por el VNO no presentan síntomas. El 20 % restante suele presentar dolor de cabeza, fiebre, fatiga, dolor muscular, náuseas y vómitos. Estos síntomas a veces van acompañados de erupciones cutáneas e inflamación de los ganglios linfáticos. Una pequeña proporción de los infectados desarrolla una infección más grave que afecta al sistema neurológico y puede provocar parálisis. El tratamiento de los pacientes sintomáticos consiste en tratar los síntomas en casa o en un hospital. El *Culex quinquefasciatus* es el mosquito que transmite el virus y es una especie subtropical muy extendida por todo el mundo.

Actualmente no existen vacunas ni tratamientos antivirales específicos contra el VNO. Lo más recomendable es evitar las picaduras de mosquitos para evitar su transmisión. Aunque puede que no sea posible permanecer en todo momento en espacios interiores durante la temporada de mosquitos, la aplicación de un repelente eficaz específico para el *Culex quinquefasciatus* es sin duda una buena opción. Se ha comprobado que el aceite de cúrcuma con vanilina repele al *Culex quinquefasciatus* hasta ocho horas y su protección es similar a la del repelente DEET, de uso común.[103]

Cuando salgas al exterior, aplícate aceite de cúrcuma y vanilina en aceite (2 gotas de cada producto por cada cucharadita de aceite) sobre la piel expuesta para protegerla de las picaduras de mosquito. La cúrcuma también es eficaz para matar las larvas del *Culex quinquefasciatus*. Puede tenerse en cuenta en los programas de control de mosquitos para mantener a las poblaciones a raya. Se necesitan concentraciones muy bajas y no afecta a los organismos que no son el objetivo.[104]

60. FUNCIÓN COGNITIVA

La adquisición y el procesamiento de conocimientos es una función directa de la cognición, es decir, de los procesos mentales que incluyen la percepción, la memoria, el razonamiento, el juicio, la atención y el lenguaje. Cada persona es única y difiere en su forma de ver y reaccionar ante el mundo que la rodea. La genética es responsable de la mayor parte de las variaciones cognitivas observadas en la población general; los factores ambientales y los procesos fisiológicos constituyen el resto. Los desequilibrios químicos y los cambios en los procesos metabólicos pueden

SALUD

BIENESTAR

BELLEZA

DECORACIÓN

provocar cambios notables en la cognición con el paso del tiempo. Algunos de estos procesos se desencadenan con la edad, por deficiencias dietéticas o por la exposición a sustancias químicas o patógenos exógenos, en cuyo caso la memoria y el pensamiento se ven afectados.

Un estudio de doce meses de duración con adultos de avanzada edad investigó el efecto del consumo de una forma altamente biodisponible de curcumina en la prevención del deterioro cognitivo. La curcumina previno con éxito la pérdida de estas funciones, mientras que se observó el efecto contrario en el grupo placebo.[105] La curcumina también eleva los niveles de ácido docosahexaenoico en el cerebro, cuya deficiencia está relacionada con varios trastornos cognitivos.[106] Tomar curcumina a diario es una forma eficaz de prevenir el deterioro cognitivo e incluso de revertirlo en ciertos casos.

61. GRIPE

—

La gripe estacional es una enfermedad respiratoria causada por los virus de la gripe A y B. Estos son contagiosos y una persona puede infectarse al tocar una superficie contaminada y transferirlo a la boca o la nariz. Allí, el virus anida en el revestimiento de la mucosa y comienza a replicarse. Las personas contaminadas que tosen o estornudan hacen que el virus se transmita por el aire. La simple inhalación de este aire puede iniciar una infección. Los síntomas pueden ser leves o graves y, en algunos casos, mortales; incluyen fiebre, dolor de garganta, secreción o congestión nasal, tos, fatiga, dolores musculares y dolores de cabeza. En su inicio, pueden tomarse medicamentos antivirales para acortar la duración de la enfermedad en uno o dos días y disminuir la gravedad de los síntomas.

Cada año, muchas personas optan por vacunarse contra la gripe para prevenirla. Sin embargo, esto no es una garantía. Si enfermas y no quieres tomar medicamentos antivirales debido a sus posibles efectos secundarios (náuseas, vómitos, diarrea y dolor de cabeza), la curcumina puede ser la solución para empezar a sentirte mejor. Las células inmunitarias humanas y de ratones infectadas con el virus de la gripe A y tratadas posteriormente con curcumina disminuyeron la respuesta inflamatoria.[107] Esto conduciría a una forma más leve de la infección, con menos síntomas y menos graves. La curcumina también actúa inhibiendo la infección vírica al alterar la integridad de la membrana vírica, lo que provoca la salida de su contenido.[108] Esto impide que el virus se replique y se propague por el organismo, limitando su alcance y acabando antes con la infección.

62. HERIDAS

Cualquiera puede tener heridas en la piel. Ya sea al cortar zanahorias o al resbalarse y rasparse una rodilla en la caída, los cortes y rasguños desgarran el tejido cutáneo y suelen provocar hemorragias. Si la herida es profunda, sangra mucho o se te ha incrustado algún objeto, acude al médico. Sin embargo, si es leve, puede tratarse en casa. Lávate las manos con agua y jabón. Limpia el corte o rasguño con agua fría y limpia para eliminar la suciedad y los restos. A continuación, lávala con agua y jabón. Una vez limpio, puedes aplicar una pomada antibiótica.

Se sabe que la curcumina tiene importantes propiedades cicatrizantes. Como antioxidante, reduce la respuesta inflamatoria del sistema inmunitario y disminuye la hinchazón y el dolor. También aumenta la velocidad a la que se crea nuevo tejido para cerrar la herida. En un estudio con ratas se utilizó una formulación mejorada de curcumina de administración cutánea, que se aplicó sobre las heridas una vez al día. Al cabo de catorce días, se observaron mejoras significativas en la cicatrización. Crecieron nuevas células cutáneas, se formaron nuevos vasos sanguíneos, se sintetizó colágeno y se creó nuevo tejido conjuntivo. Esto hizo que se creara tejido sano y viable donde había estado la herida. También se inhibió el crecimiento de bacterias, en comparación con los grupos de control.[109] Estos resultados se obtienen tanto en el tejido normal como en el de cicatrización lenta, habitual en las personas diabéticas. Tanto la aplicación oral como tópica de curcumina parecen ser eficaces para acelerar la recuperación de las heridas.[110]

PASTA DE CÚRCUMA PARA HERIDAS SUPERFICIALES
- 1 cucharadita de aceite de coco
- ¼ de cucharadita de raíz de cúrcuma molida

1. Mezcla los dos ingredientes y extiende de manera uniforme sobre la herida.
2. Cubre con una venda para evitar que se manche la ropa.

63. HERPES LABIAL

El herpes labial es una infección por el virus del herpes simple (VHS-1) que afecta a la piel que rodea la boca. Se forman úlceras en los labios y alrededor de ellos, que acaban rompiéndose y dejando escapar un líquido transparente. A continuación se forma una costra. Los herpes labiales tienden a agruparse en racimos y son rojos, están hinchados, duelen y pueden ir acompañados de fiebre e inflamación de los ganglios del cuello. Algunos herpes labiales solo duran unos días, mientras que otros tardan semanas en desaparecer. El virus del herpes simple es contagioso y tocarse la zona o compartir utensilios, cepillos de dientes o maquinillas de afeitar puede propagar la infección. El virus penetra en la piel a través de cualquier arañazo o pequeño corte, así que, si hay un brote, evita dar un beso de despedida a nadie o compartir una copa de vino. Una vez contraído el virus, lo tendrás para siempre. No siempre se sabe por qué se produce un brote, pero se cree que el estrés y un sistema inmunitario deprimido son factores desencadenantes. Las cremas, pomadas o pastillas antivirales pueden reducir los síntomas, pero normalmente solo consiguen eliminar el herpes labial uno o dos días antes que sin tratamiento.

Sin embargo, ese par de días pueden ser extremadamente importantes para quienes sufren el brote. Las úlceras no solo causan dolor, sino también vergüenza. La sensación inicial de hormigueo asociada a un brote inminente puede hacer que la persona corra en busca de medicación o incluso evite relacionarse hasta que el herpes haya desaparecido.

Uno de los principales problemas de los antivirales actuales es la farmacorresistencia. Encontrar un antiviral natural, sobre todo uno que se encuentra habitualmente en el hogar, proporciona una forma nueva y accesible para combatir el virus del herpes simple. En experimentos de laboratorio, la curcumina y dos de sus derivados resultaron muy eficaces para impedir la replicación de las células del virus del herpes causante del herpes labial.[111]

Ante los primeros indicios, mezcla ¼ de cucharadita de miel con ⅛ de cucharadita de cúrcuma molida. Haz una pasta y aplícala en la zona. Deja actuar durante treinta minutos. Limpia la zona con agua. Hazlo varias veces al día. La pasta acelerará el proceso de curación y reducirá el dolor y el picor.

SALUD

BIENESTAR

BELLEZA

DECORACIÓN

64. INDIGESTIÓN

—

Cuando hablamos de *malestar estomacal* recurrimos a una expresión general que describe una serie de síntomas como hinchazón, ardor de estómago, eructos, náuseas o dolor en la parte media superior del estómago. Estos síntomas suelen estar provocados por el reflujo ácido, una enfermedad digestiva en la que el músculo que hay entre el estómago y el esófago no se cierra correctamente y el ácido estomacal sube al esófago. Esto daña el revestimiento protector de este último y provoca inflamación e irritación. Otras causas son las úlceras de estómago, los antiinflamatorios y las infecciones. Las infecciones se tratan con antibióticos, mientras que el reflujo ácido se reduce con antiácidos, antagonistas de los receptores H-2 e inhibidores de la bomba de protones. Pueden administrarse procinéticos para acelerar el vaciado del estómago. Los cambios en la dieta también pueden ayudar, así como dejar de fumar.

Los medicamentos utilizados principalmente para el tratamiento de la indigestión pueden acarrear una serie de dolencias. Entre ellas, diarrea, estreñimiento, dolores de cabeza, náuseas, vómitos, dolor de espalda, dolor abdominal (lo que parece paradójico), flatulencias, ansiedad y depresión. Una opción alternativa con muchos menos efectos secundarios y menos graves es utilizar extractos de plantas. En un estudio se utilizó una mezcla comercial de varias plantas, incluida la cúrcuma, para tratar a pacientes con indigestión por causas desconocidas. Al cabo de sesenta días, se registró una reducción significativa de la gravedad de los síntomas y el 79 % de estos pacientes mejoraron al menos en la mitad de sus síntomas.[112] En otro ensayo realizado en seis hospitales se administró a pacientes con indigestión cápsulas de cúrcuma o cápsulas de placebo durante siete días. El 87 % de los pacientes que tomaron cúrcuma respondieron positivamente al tratamiento.[113] Los efectos secundarios fueron leves y remitieron por sí solos.

65. INFECCIÓN DE LA RAÍZ DENTAL EN NIÑOS

—

Si una caries en un diente de leche de un niño es lo suficientemente profunda, puede alcanzar el nervio o la pulpa dental. Las bacterias penetran profundamente en el diente e inician una infección. Si no se atiende, la infección puede extenderse al torrente sanguíneo y causar una serie de afecciones médicas.

Para evitarlo, se recomienda realizar una endodoncia para salvar el diente y evitar la acumulación de bacterias. Se extrae todo el tejido pulpar del diente y se sustituye por un producto estéril de obturación y sellado. Parte del producto puede pasar al torrente sanguíneo y causar daños no deseados en todo el organismo. De ahí la importancia de encontrar rellenos y selladores fitoquímicos con actividad antibacteriana y un perfil de seguridad elevado. Puede parecer innecesario salvar un diente de leche, pero son esenciales para el desarrollo del habla y para mantener la alineación de los dientes definitivos.

Se ha utilizado cúrcuma en polvo mezclada con agua destilada y material radiotransparente para sustituir la pulpa infectada en dentaduras infantiles. Al cabo de seis meses, el 93 % de los pacientes no manifestaron dolor y ninguno de ellos sintió sensibilidad ni fístula, síntomas que indicarían infección. Las propiedades antiinflamatorias y antibacterianas de la cúrcuma parecen ser eficaces para restablecer la salud de los dientes de leche infectados.[114]

66. INFLAMACIÓN OCULAR

—

La hinchazón del tejido ocular es consecuencia de infecciones, traumatismos o trastornos autoinmunitarios, o es signo de enfermedades inflamatorias originadas en otras partes del cuerpo. Puede ocurrir a cualquier edad, pero afecta principalmente entre los veinte y los sesenta años. Algunos casos son agudos y se resuelven rápidamente, mientras que otros son crónicos y pueden tener múltiples recidivas. La visión disminuye y los pacientes suelen quejarse de que ven motas; suelen ser glóbulos blancos que se han salido de los vasos sanguíneos del ojo. También son frecuentes la visión borrosa, el enrojecimiento y la sensibilidad a la luz. Se recetan antiinflamatorios esteroideos para reducir la hinchazón, el dolor y el daño tisular. Algunos de sus efectos secundarios son osteoporosis, úlceras, glaucoma, cataratas y trastornos cardiovasculares.

La gravedad de los posibles efectos secundarios del uso de esteroides exige métodos más seguros para tratar la inflamación del ojo. La curcumina (375 miligramos, tres veces al día) administrada por vía oral durante doce semanas a pacientes que sufrían inflamación crónica de la parte anterior del ojo mostró mejoras en su estado y una menor tasa de recurrencia. Los resultados fueron comparables a los del tratamiento con corticosteroides, pero sin efectos secundarios notificados.[115] El consumo diario de cúrcuma o suplementos de curcumina puede ser lo bastante eficaz como para reducir o sustituir el uso de esteroides en este tipo de pacientes.

67. INTOXICACIÓN ETÍLICA

—

El alcohol incluye todas las formas de etanol y se encuentra en el vino, el champán, la cerveza, el vodka, el ron, el whisky, la ginebra, el tequila, el brandy, el coñac o el vermut. Aumenta los efectos del GABA, un neurotransmisor que envía mensajes al cerebro y al sistema nervioso y ralentiza las señales. Consumir alcohol en exceso ralentiza demasiado estas señales y provoca trastornos físicos y mentales. Los efectos dependen de las condiciones de salud, de la frecuencia y la cantidad que beba la persona, de su peso, de si está tomando medicamentos o de si ha comido recientemente. El 20 % del alcohol se absorbe en el torrente sanguíneo directamente desde el estómago y el 80 % desde el intestino delgado; luego se metaboliza en el hígado. Después de una copa, la persona se siente menos inhibida y la piel puede enrojecérsele. A medida que se consume más cantidad, puede hacerse evidente la dificultad para hablar, la falta de juicio, la mala coordinación, la inestabilidad emocional y la pérdida de memoria. Con el tiempo, la persona puede ir perdiendo la conciencia o incluso entrar en coma. Puede resultar en muerte si la tensión arterial baja en exceso, se interrumpe la respiración o el vómito obstruye las vías respiratorias. Recuperar el estado de sobriedad lleva tiempo. Las duchas frías y la cafeína tienen un efecto temporal y no debe confiarse en ellas para eliminar los síntomas del consumo de alcohol.

Los medicamentos no aceleran la eliminación del alcohol del organismo, pero los antiinflamatorios no esteroideos pueden aliviar las molestias de la resaca. La curcumina puede utilizarse para reducir el grado de intoxicación etílica y la resaca. Una forma comercializada de curcumina microencapsulada en nanopartículas con altas tasas de absorción —veintisiete veces superior a la curcumina en polvo— atenuó la embriaguez en humanos, como demostró la reducción de la concentración en sangre de acetaldehído.[116] Este compuesto se forma a partir de la metabolización del alcohol en el hígado y se encuentra en cantidades más elevadas en la sangre tras el consumo de bebidas alcohólicas.

68. LIQUEN PLANO ORAL

Se trata de una reacción alérgica que afecta a la boca, aunque también puede afectar a la piel, el esófago y la mucosa vaginal. Es relativamente frecuente —se da en alrededor el 2 % de la población—, pero aparece con más frecuencia en mujeres mayores de cincuenta años. Suele tener el aspecto de manchas blancas que siguen un patrón como de encaje, en forma de hilo. Esta forma leve aparece sobre todo en el interior de las mejillas y no suele requerir tratamiento. Otra forma aparece en forma de tejido rojo brillante e inflamado en las encías, la lengua y el interior de las mejillas. Se pierde la capa superior de la mucosa, lo que provoca dolor al comer y beber. En los casos graves pueden formarse úlceras que causan dolor y malestar crónicos. Se utilizan corticosteroides tópicos para reducir la inflamación y mantener el control de los síntomas de la enfermedad.

Uno de los corticoesteroides utilizados para tratar el liquen plano oral es el acetónido de triamcinolona. Disminuye la inflamación y el enrojecimiento de la cavidad oral y es útil para reducir las molestias de las úlceras bucales. En un estudio, este corticosteroide se administró a un grupo de pacientes diagnosticados de esta patología. A otros dos grupos comparables se les administró gel oral de curcumina en una dosis alta y en una dosis baja, respectivamente, durante tres meses. Los tres grupos mostraron una reducción significativa del enrojecimiento del tejido oral y de la ulceración. También se redujo la sensación de ardor, otro síntoma frecuente. El acetónido de triamcinolona fue el más eficaz, seguido de la dosis más alta de gel oral de curcumina. Los autores aconsejan utilizar un ciclo de corticosteroides para controlar la afección y, a continuación, aplicar la curcumina para mantener el liquen plano oral en un estado remisivo.[117]

69. MIGRAÑA

Las migrañas son dolores de cabeza intensos, generalmente en un lado de la cabeza, acompañados de náuseas, vómitos y sensibilidad a la luz y el sonido. Las migrañas pueden ir acompañadas de señales de advertencia, como puntos ciegos en el campo visual, destellos de luz o sensación de hormigueo en la cara, brazos o piernas. Llegan a ser tan graves que en determinados casos la persona que la padece no puede hacer vida normal y a menudo requiere reposo y aislamiento para recuperarse. Las causas de las migrañas son muy diversas. Algunos desencadenantes pueden ser cambios en los niveles hormonales, alergias alimentarias, estrés, algunos medicamentos, estímulos sensoriales o cambios en el entorno, como una caída de la presión barométrica por la cercanía de una tormenta. También pueden ser síntoma de una enfermedad. Para tratarla suelen utilizarse analgésicos y medicamentos contra las náuseas.

El factor de necrosis tumoral α (TNF-α, por sus siglas en inglés) es una proteína inflamatoria que parece desempeñar un papel en la aparición de las migrañas. Una nanoformulación de curcumina combinada con ácidos grasos omega-3 administrada a pacientes con migraña durante un periodo de dos meses redujo significativamente los niveles de TNF-α. Esto se tradujo en una gran reducción de la frecuencia de los ataques de migraña en los pacientes que tomaban los compuestos aludidos.[118] La suplementación con estos dos compuestos proporciona alivio a muchos enfermos, a quienes ayuda a aliviar la inflamación y el dolor y reducir el número de episodios recurrentes.

70. OJOS SECOS

Las lágrimas son necesarias para garantizar la salud y el confort de los ojos. Tienen tres capas: una externa y aceitosa que impide que la lágrima se seque demasiado rápido; otra intermedia acuosa que limpia el ojo eliminando partículas y arenilla; y una interna, más mucosa, que ayuda a extender la capa acuosa sobre el ojo para mantenerlo húmedo. Si disminuye la producción de una o varias de estas capas, puede producirse sequedad ocular. Se trata de una afección muy común que afecta a millones de personas y es más frecuente en mujeres que en hombres. No solo es incómodo, sino que puede llegar a ser irritante. Se puede sentir ardor, picor, dolor u ojos cansados. Pueden enrojecerse e inflamarse o ser más sensibles a la luz. Si se padece sequedad, llevar lentes de contacto puede resultar doloroso. La sobreproducción de mucosidad o agua puede ser una forma de compensación excesiva del ojo, pero no corrige la sequedad ocular subyacente. El uso de lágrimas artificiales en ocasiones es útil. Si se utilizan con frecuencia, asegúrate de comprar marcas sin conservantes para que las sustancias químicas que contienen no irriten los ojos. Otra opción es que un oftalmólogo inserte un pequeño dispositivo en el conducto lagrimal para bloquear el drenaje y aumentar así la humedad superficial del ojo.

Los ojos secos tienen menos agua y más sal que las lágrimas normales. Este aumento de la concentración de sal provoca inflamación. En un estudio en que se trataron ojos secos con células epiteliales de la córnea, el tratamiento previo con curcumina pudo inhibir la producción de compuestos que favorecían la inflamación. Las propias células epiteliales de la córnea no resultaron dañadas.[119] Esto sugiere que la suplementación con cúrcuma o curcumina puede tener potencial para reducir el síntoma inflamatorio de la sequedad ocular.

71. OSTEOPENIA

—

La osteopenia se confunde a menudo con la osteoporosis. Ambas implican niveles de densidad ósea inferiores a los valores normales, pero la osteopenia es menos grave.

Los huesos contienen minerales que los hacen fuertes y densos. El cuerpo descompone y reabsorbe constantemente las células óseas viejas y fabrica nuevas utilizando calcio. La densidad ósea máxima se alcanza en torno a los treinta años. Después, el proceso de reabsorción de células óseas supera gradualmente al de formación de células óseas, por lo que la densidad ósea disminuye. Esto hace que los huesos sean más débiles y susceptibles de fracturarse. La pérdida de estrógenos durante la menopausia, las dietas deficientes en calcio y vitamina D, el tabaquismo, el alcohol y algunos medicamentos y afecciones médicas son factores de riesgo que contribuyen al desarrollo de la osteopenia. Esta enfermedad es más frecuente en las mujeres porque tienen huesos más pequeños y delgados que los hombres. A menudo, las personas no saben que la padecen hasta que se someten a una densitometría ósea.

Es importante mantener los huesos fuertes para prevenir la pérdida de masa ósea, precursora de la osteoporosis. Además de los cambios en la dieta y el estilo de vida, así como el ejercicio regular de fuerza, tomar curcumina puede ayudar a ralentizar la progresión de la pérdida ósea. En ensayos se ha administrado un suplemento oral de curcumina a sujetos sanos con baja densidad ósea. A modo de comparación, a un grupo de control no se les administró suplementos de curcumina. Tras veinticuatro semanas, las densidades óseas medidas en el talón, el dedo meñique y la mandíbula superior aumentaron significativamente en el grupo suplementado con curcumina, mientras que no se observaron cambios de este tipo en el grupo de control.[120]

72. PÉRDIDA DE PESO

Tener demasiada grasa corporal aumenta el riesgo de padecer problemas de salud, como diabetes, cardiopatías y ciertos tipos de cáncer. Perder peso mejora o previene la aparición de cualquier afección de este tipo. La grasa se acumula en el cuerpo cuando se ingieren más calorías de las que se queman. El organismo almacena este exceso de calorías en forma de grasa. Hacer ejercicio y seguir una dieta sana con una ingesta calórica adecuada ayudará a quemar la grasa almacenada y a perder peso.

Los procesos metabólicos a resultas del aumento del depósito de tejido adiposo en el organismo conducen a una inflamación crónica de bajo grado. El compuesto antiinflamatorio curcumina puede favorecer la pérdida de peso al interactuar directamente con el tejido adiposo blanco, el que almacena el exceso de grasa. Dicho compuesto promueve la expresión de una proteína antiinflamatoria que contrarresta la inflamación. También actúa restringiendo el desarrollo de nuevas células grasas.[121] En un ensayo con sujetos con sobrepeso, la curcumina administrada durante treinta días produjo un aumento de la pérdida de peso, una reducción de la grasa corporal y una disminución de la cintura, la circunferencia de la cadera y el índice de masa corporal.[122] Incluso parece proteger contra la recuperación de peso tras el cese de la dieta y el ejercicio.[123] La alta tolerabilidad y la ausencia de efectos secundarios convierten a la curcumina en un candidato potencial para el control de la pérdida de peso y puede utilizarse en lugar de otros suplementos con efectos secundarios indeseados.

73. PREVENCIÓN DEL ZIKA

El mosquito *Aedes*, el responsable de la transmisión del dengue y la fiebre amarilla, transmite también el virus del Zika. Este insecto vive en interiores y exteriores y pica más durante el día, pero sigue activo por la noche. La picadura de un mosquito infectado transfiere el virus del Zika a la persona, que puede experimentar síntomas leves de fiebre, erupción cutánea, dolor articular muscular o de cabeza y ojos rojos durante varios días. Este virus puede transmitirse por contacto sexual y de madre a hijo durante el embarazo. Es peligroso para el feto y puede tener graves repercusiones cerebrales, incluida la microcefalia. Como, por lo demás, esta enfermedad suele ser leve, no requiere tratamiento específico. Se recomienda reposo, líquidos y medicamentos para el dolor y la fiebre.

Reducir o eliminar las poblaciones de mosquitos de la zona es importante para disminuir el riesgo de picaduras. Evita tener agua estancada y otros ambientes favorecedores para los mosquitos. Cúbrete cuando estés al aire libre, dejando expuesta la menor parte posible del cuerpo. Utiliza

SALUD

BIENESTAR

BELLEZA

DECORACIÓN

repelente de insectos y mantén cerradas puertas y ventanas si no tienes mosquiteras. La Organización Mundial de la Salud recomienda usar repelentes de insectos que contengan DEET o IR3535. Aunque son eficaces, ambos pueden irritar mucho los ojos. Ten en cuenta que cualquiera de los dos es capaz de disolver plástico.

Una alternativa natural es la cúrcuma. El aceite esencial de cúrcuma combinado con vanilina puede repeler mosquitos *Aedes aegypti* durante 150 minutos.[124] Cuando analizaron diferentes zonas de la planta de la cúrcuma, los aceites esenciales de la hoja y el rizoma, así como un extracto etanólico del rizoma, mostraron una eficacia en la disuasión de las picaduras de mosquitos *Aedes aegypti* similar al DEET. De hecho, el compuesto puro ar-turmerona, presente en la cúrcuma, demostró ser más eficaz que el DEET para prevenir las picaduras de mosquito.[125] Estos aceites pueden combinarse con vanilina y un aceite portador y utilizarse directamente sobre la piel o pulverizados sobre la ropa para proporcionar protección.

74. PROTECCIÓN DEL CORAZÓN

Las especies reactivas de oxígeno (ERO) son moléculas reactivas y radicales libres derivados del oxígeno que se producen como subproductos de los procesos químicos del organismo. Las ERO son muy destructivas para las células y están implicadas en el envejecimiento, las enfermedades crónicas y el cáncer. Cuando los niveles de ERO son demasiado elevados para los antioxidantes existentes, el organismo sufre estrés oxidativo. El músculo cardiaco no es inmune a la naturaleza destructiva de las ERO; estas pueden causar cambios en el tamaño, la forma, la estructura y la función del órgano e incluso provocar una insuficiencia cardiaca. Los factores de estrés ambiental, como los contaminantes, el tabaco, el humo, la radiación y los fármacos, pueden aumentar los niveles de ERO.

El organismo se defiende de las ERO gracias a los antioxidantes. Estos las eliminan y estabilizan para que dejen de causar daños. Cuando aumentan los niveles de ERO, se necesitan más antioxidantes para combatirlas. Si el organismo dispone de una reserva lo suficientemente elevada, se puede alcanzar la homeostasis. Sin embargo, a veces se necesitan antioxidantes adicionales para alcanzar este equilibrio y evitar que el organismo entre en un estado de estrés oxidativo. La curcumina es un antioxidante y tiene potencial como agente terapéutico en la prevención de este tipo de daños en el músculo cardiaco. Este mismo daño lo genera la adriamicina, un fármaco utilizado en el tratamiento del cáncer. La adriamicina eleva los niveles de ERO, que atacan el tejido muscular del corazón y causan cardiotoxicidad. El tratamiento con curcumina siete días antes y dos días después de la inyección de adriamicina en un estudio con ratas redujo significativamente los daños en el músculo cardiaco.[126] La curcumina puede tomarse para aumentar los niveles de antioxidantes existentes en el organismo y proporcionar un efecto protector no solo en el corazón, sino también en otros tejidos del cuerpo. También puede tomarse junto con la adriamicina para limitar los daños causados por las ERO en el corazón durante el tratamiento del cáncer. Asegúrate de consultar con el médico antes de añadir un suplemento de curcumina en este caso.

75. PROTECCIÓN HEPÁTICA
—

El hígado es el órgano interno más grande del cuerpo. Filtra las toxinas del torrente sanguíneo para evitar que lesionen los tejidos. Cuando el propio tejido hepático resulta dañado, tiene la capacidad de regenerarse y producir tejido nuevo y sano. Sin embargo, si el deterioro es demasiado importante, se produce una enfermedad hepática y el hígado deja de funcionar como debería. Hay varias enfermedades hepáticas, como las hepatitis A, B y C, la cirrosis hepática, el hígado graso no alcohólico y la hepatitis alcohólica. Otras causas son los venenos, los medicamentos y los virus. Los síntomas más habituales son hinchazón y dolor abdominal, hematomas, fatiga, pérdida de apetito e ictericia.

El hígado recibe constantemente compuestos peligrosos que amenazan la salud de diversos tejidos o del organismo en su conjunto. Si no se metabolizan en compuestos inocuos o se excretan, estos compuestos se vuelven tóxicos para el hígado y perjudican sus funciones críticas. Es imprescindible protegerlo para que siga defendiendo al resto del organismo. Se ha comprobado en varios estudios relacionados con la toxicidad hepática que la curcumina proporciona esta protección. Los medicamentos que se toman durante el tratamiento de la tuberculosis están relacionados con daños hepáticos en hasta el 11 % de los pacientes.[127] La curcumina y otro extracto, el de la *Tinospora cordifolia*, se han utilizado en combinación con el tratamiento convencional en pacientes tuberculosos. Estas hierbas fueron capaces de prevenir significativamente el daño hepático inducido por los fármacos del tratamiento, sin ningún efecto secundario.[128] El efecto de otros compuestos dañinos para el hígado también se atenuó significativamente con la administración de curcumina. Se ha estudiado el efecto del acetato de talio, el hierro,[129] el alcohol[130] y el aceite oxidado[131] en el hígado de ratas. La curcumina redujo el estrés oxidativo y atenuó los efectos negativos sobre los procesos bioquímicos inducidos por cada uno de estos compuestos. Parece que tomar una dosis diaria preventiva de curcumina proporcionaría protección contra los compuestos tóxicos ambientales y alimentarios que dañan constantemente el hígado.

76. PSORIASIS
—

La psoriasis es una enfermedad cutánea común causada por el crecimiento de las células de la piel a una velocidad superior, en torno a diez veces más rápido de lo normal. Esta abundancia de células crea placas rojas con escamas plateadas en la superficie de la piel. Estas pueden picar y doler, y la piel puede secarse, agrietarse y sangrar. Las uñas también pueden verse afectadas y decolorarse. Hasta un 30 % de los enfermos de psoriasis padecen también artritis psoriásica y sufren dolor e hinchazón en las articulaciones. La mayoría de los casos de psoriasis pasan por periodos de brote y remisión, y pueden desencadenarse por estrés, ciertos medicamentos, infecciones, lesiones cutáneas, tabaquismo o clima frío. Estos factores ponen en marcha un sistema inmunitario que no trabaja como debería. Algunos de los glóbulos blancos del organismo atacan a las células sanas de la piel, provocando otras respuestas inmunitarias que causan la proliferación de células cutáneas, enrojecimiento, inflamación y otros síntomas. No existe cura, pero puede controlarse con tratamientos tópicos, fototerapia y fármacos orales o inyectables.

Hasta la fecha, lo mejor que puede esperarse de los enfermos de psoriasis es mantener la enfermedad en remisión el mayor tiempo posible y tratar los síntomas de empeoramiento a medida que aparecen.

La medicación tópica en combinación con la radiación ultravioleta A (UVA) es el tratamiento preferido para la psoriasis en placas extensa de moderada a grave. Sin embargo, la curcumina administrada por vía oral muestra un potencial terapéutico similar cuando se combina con fototerapia de luz visible. En ensayos, la combinación de curcumina y radiación UVA también resultó eficaz para reducir la superficie corporal afectada por la psoriasis tras el tratamiento, pero ligeramente menos que la curcumina y la luz visible.[132] La importancia de este hecho radica en que el uso de la fototerapia con luz visible es mucho menos perjudicial para el organismo que la radiación UVA, lo que proporciona un tratamiento más seguro que los métodos actuales.

77. RESFRIADO COMÚN

El resfriado común es una enfermedad respiratoria que pueden causar muchos virus diferentes. Es muy contagiosa y una persona puede infectarse al tocar una superficie infectada cualquiera, como el pomo de una puerta, la barandilla de una escalera o el grifo del baño. Si el virus entra en contacto con las manos y la persona se toca la boca o la nariz, el virus llega a la mucosa, donde se reproduce. Respirar cerca de alguien que tose o estornuda porque está resfriado es otra forma bastante común de introducir el virus en el organismo. A menos que el organismo haya luchado antes contra el mismo virus, no tendrá los anticuerpos adecuados para combatirlo. El sistema inmunitario inicia un ataque contra el nuevo virus y aparecen los temidos síntomas: dolor de garganta, secreción o congestión nasal, estornudos y tos. Hay una gran cantidad de medicamentos sin receta para el resfriado y para todos los síntomas posibles. En las farmacias encontrarás antihistamínicos, descongestionantes, espráis nasales, antitusígenos y pastillas para la garganta.

El virus respiratorio sincitial es uno de los más comunes causantes de los síntomas del resfriado. Las nanopartículas de plata modificadas mediante la adición de curcumina resultaron muy eficaces para inhibir estas infecciones al inactivar directamente el virus.[133] Cuando en un estudio se combinó curcumina con lactoferrina, una proteína con actividad antivírica, y se administró como suplemento a niños sanos con infecciones recurrentes de las vías respiratorias, se redujo el número de infecciones.[134] Así que, para vencer un resfriado, prueba la siguiente bebida.

LECHE CALIENTE DE CÚRCUMA
• 1 cucharadita de miel
• ½ cucharadita de cúrcuma molida
• ¼ de cucharadita de jengibre molido
• ¼ de cucharadita de canela
• Una pizca de pimienta negra
• 1 taza de leche o bebida vegetal

Mezcla los ingredientes en una cacerola y calienta a fuego medio, revolviendo constantemente hasta que tome la temperatura deseada.

78. SÍNDROME DEL INTESTINO IRRITABLE
—

El síndrome del intestino irritable (SII) es un trastorno frecuente del colon. Se produce cuando los músculos del intestino se contraen con más fuerza o durante más tiempo de lo normal, o bien cuando las contracciones intestinales son débiles y ralentizan la progresión de los alimentos por el organismo. En ocasiones, las anomalías del sistema nervioso del colon son responsables de ello. El SII no provoca cambios en el tejido intestinal y no aumenta el riesgo de cáncer, como sí lo hacen las enfermedades inflamatorias intestinales, la enfermedad de Crohn y la colitis ulcerosa. Sin embargo, afecta a la calidad de vida porque la aparición de los síntomas puede ser imprevisible y producirse en momentos inoportunos, lo que causa estrés a quien lo padece.

El dolor abdominal y los calambres suelen ser los primeros signos de que el intestino está actuando de manera inadecuada. La diarrea o el estreñimiento suelen ir seguidos de la expulsión de gases excesivos y, a veces, de mucosidad en las heces. No es infrecuente que se alternen episodios de diarrea y estreñimiento. El SII es crónico y no puede curarse, pero los síntomas desaparecen con frecuencia durante periodos de tiempo, lo que proporciona a la persona cierto alivio. No se sabe qué causa el intestino irritable; parece ser que cada persona tiene su propio conjunto de desencadenantes que pueden hacer que aparezcan los síntomas. Los desencadenantes más comunes son determinados alimentos, el estrés, las hormonas y algunas enfermedades gastrointestinales. Dado que se desconoce su causa, se recomiendan cambios en el estilo de vida para controlar la afección. Se recomienda aprender a evitar los alimentos desencadenantes, reducir el estrés y tomar probióticos. Algunos medicamentos recetados, como antiespasmódicos, antidepresivos y antibióticos, pueden tratar los síntomas del SII, pero pueden causar otros trastornos gastrointestinales, aumento de peso, fatiga, visión borrosa, dolores de cabeza, etc.

Tomar cúrcuma a diario puede ayudar a aliviar los molestos y a veces dolorosos síntomas asociados al síndrome del intestino irritable. Los extractos estandarizados de cúrcuma tomados diariamente durante ocho semanas produjeron en un ensayo una disminución significativa de los síntomas y aproximadamente dos tercios de los pacientes informaron de una mejor función intestinal.[135] Se trata de una alternativa sencilla y rentable a los medicamentos con receta; además, apenas conlleva efectos secundarios.

79. SÍNDROME PREMENSTRUAL
—

Las mujeres en edad fértil suelen experimentar dolor y calambres justo antes o durante los primeros días de la menstruación. Se describe como un dolor, de leve a intenso, que no cesa, punzante, en el bajo vientre, las caderas, la espalda y los muslos. Suele durar de doce a setenta y dos horas y a algunas mujeres les impide hacer vida normal durante varios días. Se produce cuando los músculos del útero de la mujer se contraen con demasiada fuerza y ejercen presión sobre los vasos sanguíneos cercanos. El suministro de oxígeno al tejido muscular del útero se interrumpe temporalmente y se produce dolor. Para aliviarlo se utilizan analgésicos sin necesidad de receta y anticonceptivos hormonales. Los dolores menstruales primarios suelen aparecer en cada ciclo menstrual y pueden asociarse a otros síntomas, como náuseas, vómitos, diarrea y fatiga. Se diferencian de los dolores menstruales secundarios, que tienen una causa subyacente como un trastorno reproductivo o una infección.

El objetivo principal del tratamiento de esta afección es reducir el dolor y tratar los síntomas. La curcumina es capaz de hacer precisamente esto. En un estudio se dividió en dos grupos a mujeres sanas con síndrome premenstrual. El primero recibió 100 miligramos de curcumina cada doce horas siete días antes del inicio de la menstruación y durante tres días después del cese del sangrado. El segundo grupo recibió placebos durante el mismo periodo. Las mujeres del primer grupo informaron de mejoras significativas en sus síntomas premenstruales físicos, conductuales y anímicos en comparación con los síntomas que solían padecer antes del ensayo. Las mujeres del segundo grupo no informaron de tales mejoras.[136] Los efectos de la curcumina se atribuyeron a su capacidad para reducir la inflamación y el dolor, así como para modular la actividad de los neurotransmisores, lo que resulta en una mejora del estado de ánimo.

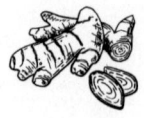

CAPÍTULO 3

BELLEZA

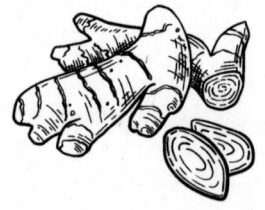

80. ACNÉ

—

El acné es una afección de la piel que produce granos, espinillas, puntos blancos, pequeños quistes, nódulos y pápulas. Suele aparecer en la cara, pero también lo puede hacer en el cuello, el pecho, la espalda, la parte superior de los brazos, los hombros y las nalgas. El acné es un problema cutáneo muy común. Se produce cuando las células muertas de la piel se adhieren al sebo (grasa) dentro del poro y quedan atrapadas, a veces junto a las bacterias que viven en la piel. Esto les proporciona un caldo de cultivo perfecto y se multiplican rápidamente. La piel se inflama. Si el acné penetra más profundamente en la piel, se forma un nódulo o quiste. Normalmente, aparece en adolescentes y adultos jóvenes, pero puede afectar a cualquiera, incluso a los bebés. Puede dejar cicatrices y manchas oscuras en la piel. El de tipo leve se trata con productos sin necesidad de receta que contengan peróxido de benzoílo o ácido salicílico. El acné tarda entre cuatro y ocho semanas en desaparecer. Un dermatólogo debe tratar los casos más graves. Pueden utilizarse tratamientos tópicos con receta, tratamientos con antibióticos o procedimientos con láser, luces o productos químicos.

El *Propionibacterium acnes*, que se encuentra habitualmente en la piel, es la principal bacteria responsable del acné. Los agentes antibacterianos son necesarios para combatirlo, pero los tratamientos tópicos actuales suelen provocar sequedad e irritación de la piel. La curcumina es capaz de inhibir significativamente el crecimiento de la bacteria en la piel y en los poros[137] y lo hace de una forma menos agresiva. Combinada con otras hierbas en un gel de lavado facial, demostró ser similar al gel de clindamicina, un antibiótico utilizado para tratar las infecciones cutáneas bacterianas.[138]

La curcumina también reduce la inflamación y puede disminuir el tamaño, el enrojecimiento y el dolor de los granos.

TRATAMIENTO DEL ACNÉ
1. Mezcla ½ cucharadita de cúrcuma molida con 1 cucharadita de miel.
2. Aplica la mezcla en los granos antes de acostarte.

MASCARILLA DE CÚRCUMA PARA EL ACNÉ
1. Mezcla 1 cucharadita de cúrcuma molida con 2 cucharadas de yogur natural.
2. Limpia la zona, aplica la mascarilla y deja actuar durante 15 minutos. Lava con agua. Aplícala varias veces por semana.

81. ALOPECIA ANDROGÉNICA

El vello crece en todo el cuerpo, excepto en las palmas de las manos y las plantas de los pies. Se invierten incontables horas y dinero intentando eliminar el vello del cuerpo, pero tratamos de aferrar cada pelo de la cabeza como si fuera un tesoro. Un pelo sano, brillante y lustroso es un signo de belleza y una forma de expresión personal. La caída del cabello es común en los hombres e incluso puede darse en mujeres y niños. A medida que se cae el pelo y aparecen calvas, la persona puede sufrir una ansiedad importante y sentirse poco atractiva.

La calvicie se produce cuando los folículos pilosos de la cabeza dejan de producir nuevas células capilares. La herencia desempeña un papel importante en la caída del cabello y afecta a la edad a la que comienza, el ritmo al que se produce y el patrón que adopta. Los medicamentos, las enfermedades y los cambios hormonales también pueden provocar una caída excesiva del cabello. Para contrarrestarla, muchas personas utilizan medicamentos para tratar de estimular el crecimiento o frenar la pérdida. Otros se someten a cirugía y se trasplantan al cuero cabelludo pequeños fragmentos de piel que contienen cabellos. Esto conlleva efectos secundarios diversos, como taquicardia, disfunción sexual, dolor, infección y cicatrices.

La curcumina es un potente inhibidor de la 5-alfa-reductasa.[139] La 5-alfa-reductasa es una enzima del organismo que convierte la testosterona en la hormona dihidrotestosterona, la que provoca la caída del cabello en los hombres. Al inhibir la producción de esta enzima, se puede ralentizar o incluso detener la caída del cabello.

MASCARILLA PARA EL CUERO CABELLUDO
1. Mezcla 2 cucharadas de cúrcuma molida, 3 cucharadas de leche y 1 cucharadita de miel.
2. Aplica la pasta sobre el cuero cabelludo y deja actuar durante treinta minutos. Lava y repite la operación dos veces por semana.

82. BLANQUEADOR DENTAL

Unos dientes blancos y brillantes embellecen la sonrisa y dan un aspecto más joven y saludable. Hay muchos productos que dicen blanquear los dientes. Los dentífricos blanqueadores eliminan las manchas superficiales con agentes de ligera acción abrasiva. Algunos enjuagues bucales contienen ingredientes para blanquear los dientes, pero son menos eficaces y los resultados no suelen verse hasta pasadas doce semanas. Los geles, tiras y fundas blanqueadoras contienen peróxido de hidrógeno u otros agentes blanqueadores que aclaran los dientes.

Los resultados suelen durar unos cuatro meses. Los dentistas también pueden blanquear de manera definitiva los dientes en sus consultas en una sola visita. Sin embargo, la sensibilidad dental y la irritación de los tejidos son algunos de los efectos secundarios del proceso.

A priori, puede parecer una mala idea aplicarse cúrcuma en los dientes para blanquearlos; después de todo, parece manchar casi todo con lo que entra en contacto. Sin embargo, no es el caso de los dientes. De hecho, la cúrcuma puede utilizarse sola o con otros ingredientes para blanquear e iluminar la sonrisa. El efecto final será diferente en cada persona, dependiendo del tipo y la profundidad de las manchas. También hay que tener en cuenta que las cerdas del cepillo de dientes se volverán amarillas, pero merecerá la pena.

CÚRCUMA COMO BLANQUEADOR DENTAL

1. Mezcla 1 cucharadita de cúrcuma molida con ½ cucharadita de aceite de coco. Pon una cantidad del tamaño de un guisante en el cepillo de dientes y cepíllate normalmente.
2. Cuando termines, deja que la cúrcuma actúe durante unos minutos y, a continuación, enjuágate con abundante agua. Vuelve a cepillarte los dientes con tu dentífrico habitual. Esto puede hacerse a diario.

83. CASPA
—

La caspa es una enfermedad crónica caracterizada por la descamación de las células de la piel del cuero cabelludo. Se manifiesta en forma de escamas blancas y aceitosas en el pelo y sobre los hombros. No es una enfermedad peligrosa, pero a algunas personas les puede resultar embarazosa. La caspa suele empeorar en otoño e invierno, cuando el cuero cabelludo está expuesto a un aire más seco y frío en el exterior, pero más cálido en los interiores, lo que reduce la humedad de la piel.

La caspa tiene varias causas. Lavar el pelo con champú con escasa frecuencia lleva a acumular capas de células muertas y grasa. Estas acaban desprendiéndose en forma de caspa. La piel seca puede dar lugar a pequeñas escamas. Los hongos en el cuero cabelludo también irritan la piel y provocan una sobreproducción de células cutáneas, que también se desprenden en forma de caspa. Una de las causas más comunes es la dermatitis seborreica. Se trata de una afección por la que la piel grasa se cubre de escamas blancas o amarillas. Los casos leves son fáciles de tratar con una limpieza diaria para reducir la grasa y la acumulación de células cutáneas. Otros casos son más difíciles y pueden requerir de champús medicinales. Algunos de ellos contienen agentes antifúngicos y antibacterianos para eliminar los microbios. Otros ralentizan la tasa de mortalidad de las células cutáneas para reducir la acumulación y la descamación.

La curcumina tiene propiedades antifúngicas y puede utilizarse para tratar la caspa producida por hongos patógenos. También aumenta la formación de nuevos vasos sanguíneos e incrementa la circulación en el cuero cabelludo, aportando nutrientes y estimulando la producción de nuevas células cutáneas que sustituyen a las viejas y escamosas.

TRATAMIENTO DE LA CASPA

1. Calienta 2 cucharadas de aceite de coco; ha de estar caliente al tacto. Añade ⅛ de cucharadita de cúrcuma molida y mezcla bien.
2. Masajea el cuero cabelludo con la mezcla. Envuelve el pelo en un gorro de plástico o en una toalla vieja que no te importe manchar.

3. Déjalo actuar durante veinte minutos y, a continuación, lava el cabello con un champú normal. Haz este tratamiento dos veces por semana, hasta que desaparezca la caspa.

84. CICATRICES HIPERTRÓFICAS

—

Una cicatriz hipertrófica es una zona de piel engrosada y permanente que se forma donde ha habido una herida (por ejemplo, una lesión por corte, rasguño, llaga, quemadura o grano) y que alcanza las capas profundas de la piel. Las cicatrices hipertróficas suelen tener un aspecto más pronunciado cuando se producen, pero se suelen atenuar lentamente y mejoran con el tiempo. Sin embargo, nunca desaparecen. Suelen ser de color rojo o rosa y estar ligeramente elevadas debido al exceso de colágeno producido durante la reparación. Durante la cicatrización, pueden inflamarse, picar o incluso doler. Algunas cicatrices son pequeñas y no molestan a la persona. Otras son más grandes o están en lugares llamativos, como la cara. Pueden hacer que quien la sufre se sienta cohibido o afeado.

Existen varios procedimientos para disimular el aspecto de las cicatrices. Los *peelings* químicos, la dermoabrasión y la terapia láser son algunos de ellos. Estos procedimientos requieren visitas al médico y pueden ser caros. También existe el riesgo de efectos secundarios, como infección, enrojecimiento, dolor y hematomas.

La curcumina tiene un papel demostrado en la curación de tejidos lesionados. Consumir cúrcuma en la dieta o tomar suplementos de curcumina ayuda a que crezcan nuevas células cutáneas, se formen nuevos vasos sanguíneos, se desarrolle tejido conjuntivo y se sintetice colágeno en el lugar de la lesión.[140] Así comienza el proceso de formación de tejido nuevo y sano para la herida y para que se reemplace el tejido lesionado. La curcumina también puede utilizarse para reducir la inflamación, el dolor y el picor.[141] La disminución de estos síntomas supone un alivio durante el proceso de cicatrización. Un estudio que evaluó los efectos de la curcumina en la cicatrización hipertrófica de heridas en orejas de conejo descubrió que, al cabo de veintiocho días, la cicatrización había mejorado significativamente.[142] La cúrcuma, por tanto, puede ayudar a iniciar el proceso de cicatrización, reducir los síntomas desagradables asociados y disminuir el aspecto de las cicatrices hipertróficas.

85. ENVEJECIMIENTO
—

El proceso de envejecer implica muchos cambios en el organismo. Las arterias se endurecen, los huesos pierden densidad, la memoria disminuye, la piel pierde vigor y aparecen las arrugas. El ritmo al que se producen estos procesos varía de una persona a otra. La genética y las enfermedades desempeñan un papel en cuándo y cómo envejecemos, pero la dieta y el estilo de vida influyen significativamente en el proceso. Existen muchas teorías sobre el envejecimiento, pero la de los radicales libres está ganando cada vez más peso. Se cree que los radicales libres son los responsables de los daños relacionados con la edad en las células y tejidos. Los radicales libres son moléculas inestables que buscan activamente un electrón. Atacan a la molécula estable más cercana y se apropian de uno de sus electrones, convirtiendo también a esa molécula en un radical libre. Esto inicia una reacción en cadena de creación de radicales libres que, en última instancia, acaban destruyendo la célula.

La clave para detener la aparición de estos radicales libres reside en la acción de los antioxidantes. La curcumina es un antioxidante que puede utilizarse para ralentizar el proceso de envejecimiento impidiendo la actividad y generación de radicales libres. Como su biodisponibilidad es baja, encapsular la curcumina permite administrar dosis biológicamente activas a la piel dañada. En ensayos, la aplicación tópica de estas cápsulas de curcumina redujo significativamente el envejecimiento cutáneo tras la exposición a la luz ultravioleta, en comparación con la curcumina aplicada en pomada.[143] En cuanto al envejecimiento general del organismo, se cree que la inflamación de bajo grado desempeña un papel notorio. Este proceso lo impulsa el estrés de oxígeno causado por la presencia de especies reactivas de oxígeno. En este caso, la curcumina desempeña una doble función: elimina los radicales libres y bloquea el NF-κB, un complejo proteico que interviene en la expresión de compuestos proinflamatorios.[144] Esto reduce tanto el estrés por oxígeno como la inflamación en el organismo y puede ralentizar el envejecimiento y disminuir la probabilidad de desarrollar enfermedades relacionadas con la edad.

86. HEMATOMAS

A menudo, los hematomas se producen por golpes que pasan desapercibidos, como al chocar con la pata de una cama o golpearse la cadera con la encimera de la cocina. En otras ocasiones se producen por la práctica de ejercicio, trastornos hemorrágicos o medicamentos anticoagulantes. Las personas mayores son más propensas a sufrir hematomas porque tienen una piel más fina que da menos soporte a los vasos sanguíneos que cubren. Cuando la piel se lesiona, se dañan las células sanguíneas que hay bajo ella. Se pierde sangre, que se acumula bajo la superficie de la piel, dando lugar a una marca negra o azul sensible y a veces doloro-sa. El hematoma empieza a curarse y se vuelve amarillo o verde. Acaba desapareciendo a medida que se reabsorbe la sangre. Para reducir la hinchazón y mejorar la circulación de la zona, puede aplicarse hielo y, posteriormente, calor.

Uno de los muchos usos tradicionales de la cúrcuma en la India es el tratamiento de los hematomas. Consumir cúrcuma a diario puede reducir la inflamación de las zonas del cuerpo donde se sufren. Aplicar una pasta directamente sobre el hematoma también puede reducir la hinchazón, la sensibilidad y el dolor. Se cree que mejora la circulación, elimina la sangre vieja del tejido lesionado y aporta nu-trientes para ayudar al proceso de curación. Se ha demos-trado que la curcumina aumenta la producción de nuevos vasos sanguíneos y tejido conjuntivo, ambos necesarios para reemplazar el tejido dañado.[145]

TRATAMIENTO DE HEMATOMAS

1. Mezcla 1 cucharadita de cúrcuma molida con 1 cu-charada de yogur natural. Extiende una capa fina so-bre el hematoma.
2. Transcurridos veinte minutos, aclara con agua. Repite diariamente hasta que el hematoma se haya curado.

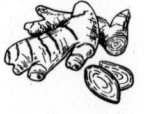

SALUD

BIENESTAR

BELLEZA

DECORACIÓN

87. MANCHAS DE LA EDAD

—

Pasar mucho tiempo al aire libre es una forma saludable de vivir, pero todos esos años de exposición al sol sin protección solar pueden provocar la aparición de zonas de pigmentación marrón, gris o negra en la piel y dar lugar a lo que se conoce como manchas de la edad. Suelen aparecer en las zonas más expuestas al sol, como la cara, las manos, los brazos, el pecho y los hombros. La radiación ultravioleta del sol acelera la producción de melanina, creando una pigmentación más oscura de la piel conocida como bronceado. Tras muchos años de exposición al sol, los pigmentos de melanina pueden aglutinarse y formar estas manchas. Por lo general son inofensivas, pero algunas personas optan por tratarlas por razones estéticas. Las cremas de prescripción médica que contienen retinol o hidroquinona son eficaces para hacerlas desaparecer. También se utilizan otras técnicas: microdermoabrasión, tratamientos con láser, *peelings* químicos o fototerapia.

Un sencillo tratamiento casero para prevenir la aparición de manchas de la edad consiste en aplicar cúrcuma. La curcumina inhibe una proteína y una enzima específicas necesarias para la creación de melanina. Cuanto mayor sea la dosis de curcumina, mayor será el efecto inhibidor. También funciona porque activa las vías bioquímicas que suprimen la producción de melanina.[146]

TRATAMIENTO PREVENTIVO DE LAS MANCHAS DE LA EDAD

1. Mezcla ¼ de cucharadita de cúrcuma molida con 2 cucharadas de leche.
2. Frota sobre el dorso de las manos y deja que la mezcla actúe durante 15 minutos. Puesto que será líquida, se recomienda hacer el tratamiento sobre un fregadero o lavabo.

3. Aclara. Repite todos los días para prevenir la formación de manchas de la edad.

88. OJERAS

Los semicírculos oscuros debajo de los ojos pueden hacer que una persona parezca cansada, de aspecto demacrado. Hay varias explicaciones de por qué les ocurre a algunas personas. Como la piel de debajo de los ojos es fina y delicada, los vasos sanguíneos superficiales que hay bajo la superficie de la piel a veces se transparentan más y dan ese aspecto violáceo. El envejecimiento puede ahuecar la zona de debajo de los ojos; entonces se crean sombras donde se ha perdido volumen. El líquido también puede acumularse bajo el ojo y provocar hinchazón. Un síntoma común de las alergias son las ojeras. En estos casos, eliminar el contacto con el alérgeno puede resolver el problema. Las ojeras también pueden ser hereditarias. Si uno o ambos progenitores las tienen, hay más probabilidades de que el hijo las tenga.

Para minimizar la aparición de ojeras, duerme lo suficiente, mantente hidratado y usa protección solar para evitar los daños causados por el sol, que pueden contribuir al problema. Las cremas y los correctores pueden disimularlas temporalmente. Para soluciones más duraderas, los dermatólogos aplican rellenos o tratan la zona con láser vascular. Estos tratamientos suelen ser caros y no siempre le funciona a todo el mundo. Un remedio barato que puede hacerse en casa es utilizar cúrcuma. Las propiedades antioxidantes y antiinflamatorias de la cúrcuma protegen la piel y reducen la hinchazón. Aunque nada eliminará totalmente las ojeras, este tratamiento proporciona una corrección del color que sin duda aclara la zona para conseguir un aspecto más luminoso y fresco.

SALUD

BIENESTAR

BELLEZA

DECORACIÓN

CORRECTOR DE OJERAS
1. Mezcla 1 cucharadita de cúrcuma molida con 2 cucharaditas de zumo de piña. Forma una pasta fina.
2. Aplícala en la zona oscura de debajo de los ojos, con cuidado de circunscribirte al área. Puede resultar un poco líquida, por lo que conviene tener a mano un pañuelo de papel por si gotea por la cara.
3. Espera de diez a quince minutos y luego enjuaga con un paño humedecido en agua tibia.

89. PICADURAS DE INSECTOS

En primavera y a principios de verano, las picaduras de insectos hacen a menudo que sentarse al aire libre resulte desagradable. Llevar repelente de insectos, mangas largas y pantalones largos o permanecer en espacios interiores puede reducir o prevenir las picaduras, pero estas precauciones no son infalibles. Una vez sufrida, la piel puede inflamarse, enrojecerse, picar y escocer. Los insectos rompen la piel para llegar a la sangre que necesitan para nutrirse y desarrollar sus huevos. Muchos segregan anticoagulantes para mantener la sangre fluyendo mientras consiguen lo que necesitan. El organismo reacciona a estos compuestos liberando histaminas para combatir la sustancia extraña. Los vasos sanguíneos se dilatan e irritan los nervios, provocando el característico bulto rojo, hinchado y con picor.

La mayoría de las reacciones son leves y desaparecen en uno o dos días. Sin embargo, el picor puede ser muy molesto y alterar la vida cotidiana y el sueño. Al pulverizar aceite esencial de cúrcuma mezclado con un aceite portador directamente sobre la piel se reduce la inflamación, el enrojecimiento y el picor.

Este aceite también puede utilizarse para repeler insectos, sobre todo los molestos mosquitos. En un estudio, el aceite de cúrcuma combinado con vanilina repelió tres especies diferentes de mosquitos tanto en jaulas para mosquitos como en habitaciones grandes durante hasta ocho horas. Esta protección es similar a la del DEET —el repelente de insectos más común— y puede usarse como repelente tópico de mosquitos junto con este o en su lugar.[147]

90. PICOR EN LA PIEL

El picor de la piel puede ser muy molesto y suele llevar a que nos rasquemos. Los picores pueden localizarse en una zona concreta o generalizarse y aparecer en todo el cuerpo. Una de las causas más comunes es simplemente la piel seca, lo que se mejora fácilmente añadiendo hidratación con cremas, lociones y aceites. Otras causas no son tan fáciles de identificar. Entre ellas están los picores debidos a reacciones alérgicas, medicamentos, enfermedades, problemas emocionales y afecciones cutáneas, como el eczema. A veces, el picor va acompañado de protuberancias, erupciones, ampollas o enrojecimiento e inflamación de la piel. Rascarse proporciona un alivio temporal, pero puede lesionar la piel, enrojeciéndola y dejándola en carne viva y, en algunos casos, inflamándola y haciéndola sangrar. Esto en ocasiones provoca una infección. Las cremas y lociones contra el picor pueden aliviar la sensación temporalmente y las compresas frías pueden calmar las fibras nerviosas, ya que las sensaciones de frío y picor viajan por los mismos nervios.

Muchos tratamientos no proporcionan a los pacientes un alivio adecuado del picor y les producen importantes efectos secundarios. Una alternativa segura es la cúrcuma, incluso en personas con sistemas inmunitarios debilitados. Uno de estos grupos son los pacientes sometidos a hemodiálisis. Suelen sufrir picores crónicos que pueden afectar gravemente a su calidad de vida. En un ensayo en el que se administró cúrcuma o placebo a pacientes en hemodiálisis se observaron reducciones significativamente mayores de las proteínas inflamatorias y una reducción general de las puntuaciones de picor, según determinaron ellos mismos. No se observaron efectos secundarios.[148] Incluso el picor crónico provocado por daños en la piel por la exposición a sustancias químicas, como el gas mostaza, se reduce mediante el tratamiento con curcumina. Veteranos de guerra iraníes —víctimas de este gas— asignados al azar para recibir curcumina o placebo durante cuatro semanas obtuvieron resultados significativamente diferentes. No se observaron mejoras en el grupo del placebo, mientras que el de la curcumina declaró una disminución de la gravedad del picor y una mejora de su calidad de vida.[149] La curcumina también puede aliviar el picor generalizado, como el causado por las alergias.[150]

91. PIEL GRASA

Las glándulas sebáceas situadas bajo la piel segregan sebo a través de los poros hacia la superficie cutánea. El sebo es una sustancia grasa que protege e hidrata la piel. Cuando se produce en exceso, la piel tiene un aspecto brillante y graso. Mientras que un brillo saludable se considera atractivo y juvenil, a partir de cierta cantidad deja de serlo. Demasiada grasa también puede obstruir los poros y causar acné. La producción de grasa varía de un día a otro y de una estación a otra. Las hormonas, el estado de ánimo, los cambios climáticos, el estrés y la genética influyen en la producción de sebo. La mejor forma de reducir el exceso de grasa es utilizar un limpiador suave sobre la piel cada mañana y cada noche. Añadir tónicos o ácidos como el peróxido de benzoilo o el ácido salicílico puede ayudar a reducir la piel grasa, pero también suelen ser muy irritantes. El papel secante y las mascarillas eliminan la grasa y reducen los brillos. Si estas medidas no son suficientes, un dermatólogo puede realizar exfoliaciones químicas o utilizar láseres para reducir la grasa.

La grasa es una de las herramientas naturales contra el envejecimiento, por lo que es importante no eliminarla toda, sino reducir el exceso. Dado que muchos de los productos que reducen la grasa irritan la piel, el uso de alternativas naturales como la cúrcuma puede ser un método eficaz y no agresivo para reducir la grasa preservando la integridad de la piel. En estudios realizados, una crema con extracto de cúrcuma añadido redujo significativamente la producción de sebo en el rostro tras solo cuatro semanas de uso, en comparación con la misma crema sin cúrcuma.[151]

MASCARILLA CASERA DE CÚRCUMA PARA LA PIEL GRASA

1. Mezcla ¼ de cucharadita de cúrcuma molida con 1 cucharada de harina de garbanzo y el agua suficiente para hacer una pasta.
2. Extiende sobre el rostro y deja secar unos diez minutos. Aclara con abundante agua. Algunos tipos de piel conservarán un ligero color amarillo, pero acabará desapareciendo. Puedes probar esta mascarilla en una parte poco expuesta del cuerpo para ver si te deja alguna mancha amarillenta.

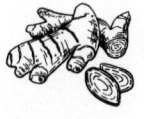

92. QUEMADURAS

La luz solar, el calor, los productos químicos, la electricidad o las radiaciones pueden causar quemaduras; a resultas, se suele dañar la piel y, en ocasiones, los tejidos subyacentes. Hay tres tipos de quemaduras. Las de primer grado afectan a la capa externa de la piel y causan inflamación, enrojecimiento y dolor leves. Las de segundo grado dañan la capa externa de la piel y la subyacente. Se caracterizan por ampollas, enrojecimiento y dolor. Las quemaduras de tercer grado son las más graves y dañan la capa más profunda del tejido cutáneo. Tienen un aspecto blanco y correoso. El tratamiento de las primeras consiste en limpiar la herida, aplicar crema antibiótica y tomar analgésicos. Las quemaduras más graves deben ser tratadas por un profesional médico.

El gel de curcumina puede curar rápidamente las quemaduras sin dejar apenas cicatrices.[152] La velocidad a la que se produce la curación es importante porque en ocasiones aparecen infecciones que retrasan la cicatrización de la herida. La curcumina elimina eficazmente la proliferación bacteriana en el tejido quemado y sus efectos son similares a los de la crema de sulfadiazina de plata, utilizada a menudo para prevenir y tratar las infecciones de heridas en pacientes quemados.[153] El dolor asociado a las quemaduras suele ser intenso y los medicamentos para controlarlo pueden conllevar efectos secundarios graves si se utilizan durante periodos prolongados. La curcumina puede utilizarse para controlar el dolor de las quemaduras a largo plazo, un beneficio que se atribuye a su actividad antiinflamatoria.[154] La aplicación tópica se realiza mezclando polvo de cúrcuma con aceite de coco o gel de aloe vera y extendiéndolo sobre la piel; se deja actuar durante treinta minutos. Se cubre la zona con una gasa o un paño viejo. Esto se repite varias veces al día. La cúrcuma en la dieta también puede ayudar a reducir la inflamación y el dolor y acelerar la curación de la piel.

93. TALONES AGRIETADOS
—

La piel de los talones puede resecarse y agrietarse. El tejido que rodea el borde de los talones se engrosa, provocando callosidades. También suelen aparecer grietas en las callosidades gruesas, sobre todo si se carga demasiado peso sobre las almohadillas bajo los talones en ausencia de un apoyo adecuado en el calzado. Estar de pie durante mucho tiempo y llevar un calzado inadecuado hace aumentar la presión sobre los talones, forzándolos a expandirse lateralmente. Si la piel está seca, este aumento de presión hará que se agrieten. Asimismo, algunas afecciones médicas o cutáneas pueden resecar la piel y provocar este problema. La mayoría de los casos de talones agrietados son solo molestos, pero, si la afección es grave, puede llegar a ser dolorosa y antiestética.

Es importante llevar un calzado adecuado para sujetar el pie y aliviar la presión excesiva sobre los talones. Se recomiendan zapatos con suela gruesa y la parte trasera cerrada. La curcumina ayuda a aliviar la piel seca aumentando la producción de nuevos vasos sanguíneos y tejido conjuntivo[155] en los talones para ayudar a la formación de piel sana que sustituya a la que se agrieta.

TRATAMIENTO PARA LOS TALONES AGRIETADOS
1. Empieza por reducir el grosor del tejido calloso del talón. Algunas grietas no cicatrizarán si no se elimina esta piel más dura.
2. A continuación, remoja los pies en agua caliente para

suavizar la piel. Después, aplica una mezcla de ¼ de cucharadita de cúrcuma molida y 1 cucharadita de aceite de coco en los talones.
3. Déjalo actuar durante quince minutos y, a continuación, lava el pie con agua tibia y un jabón suave. Seca dando golpecitos con una toalla. Puede repetirse a diario.

94. VITÍLIGO

El vitíligo es una enfermedad de larga duración que provoca la pérdida del pigmento y el color naturales del cuerpo. Se produce cuando mueren las células productoras de melanina. El pigmento puede desaparecer en cualquier parte del cuerpo, incluida la piel, el interior de la boca, los ojos y el pelo. La mayoría de las personas sufren pérdida de color en la piel y puede producirse en una zona concreta o en todo el cuerpo. Hay dos tipos: segmentaria y no segmentaria. La primera es menos común y solo aparece en un hemisferio del cuerpo; a menudo progresa durante un corto periodo de tiempo antes de detenerse. El segundo afecta a ambos lados del cuerpo y la pérdida de color tiende a expandirse con el tiempo. Aunque la mayoría de las personas con vitíligo no experimentan ningún otro síntoma, algunas han referido dolor y picor en las zonas afectadas. Muchas personas se aplican cosméticos para camuflar la zona, mientras que otras toman medicamentos o se someten a fototerapia o incluso a cirugía para reponer el pigmento perdido y devolver a la piel su color previo.

Una de las terapias más eficaces para muchos pacientes son los tratamientos con láser de excímeros, una forma de láser ultravioleta que puede tratar pequeñas zonas de la piel. La combinación de este tratamiento con tratamientos tópicos puede resultar más eficaz que el láser por sí solo. Se ha estudiado en diez sujetos con vitíligo. Se los trató con el láser solo o con el tratamiento láser combinado con crema tetrahidrocurcuminoide. El tetrahidrocurcuminoide es un compuesto derivado de la curcumina que se encuentra de manera natural en la cúrcuma. Tras doce semanas de tratamiento, ambos grupos experimentaron una repigmentación significativa, aunque el grupo que recibió la crema obtuvo resultados ligeramente mejores.[156] Cualquier mejora, por leve que sea, puede tener un gran impacto en la confianza y el bienestar general del paciente.

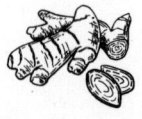

CAPÍTULO 4

LA CÚRCUMA COMO ELEMENTO DECORATIVO

—

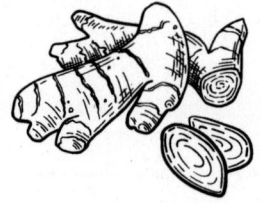

95. COLORANTE ALIMENTARIO NATURAL

—

Hace tiempo que se añaden colorantes artificiales a los alimentos para hacerlos más atractivos a la vista. Al fin y al cabo, el salmón no siempre es tan rosa ni los pepinillos tan verdes o el queso tan naranja. No solo se usa con los alimentos sin procesar. También se añade a los cereales, la pasta, la gelatina, los zumos, las patatas fritas y los pasteles. La lista es interminable. En la actualidad, en Estados Unidos la FDA (Administración de Alimentos y Medicamentos) ha aprobado el uso de siete colorantes alimentarios: FD&C Azul n.º 1, FD&C Azul n.º 2, FD&C Verde n.º 3, FD&C Rojo n.º 3, FD&C Rojo n.º 40, FD&C Amarillo n.º 5, y FD&C Amarillo n.º 6. Esta lista se ha reducido desde la década de 1980 debido a problemas de salud. Incluso la lista actual está bajo escrutinio, pero estudios científicos contradictorios impiden a la FDA nuevas prohibiciones.

La población quiere evitar cada vez más los colorantes artificiales y muchas empresas buscan alternativas naturales seguras. La cúrcuma puede utilizarse como colorante alimentario amarillo para el arroz, los glaseados, los pasteles, las salsas, las mostazas, los condimentos y cualquier otra cosa que se quiera teñir de amarillo. Se necesita una cantidad mayor que la de los colorantes artificiales, pero aún así, la cantidad utilizada no dará ningún sabor a la comida, tan solo el color. Empieza añadiendo una pequeña cantidad de cúrcuma y aumenta hasta alcanzar el tono de amarillo deseado.

COLORANTE ALIMENTARIO AMARILLO PARA PLATOS SALADOS

1. Hierve ½ taza de agua y añade 1 cucharadita de cúrcuma molida. Mezcla y deja cocer a fuego lento durante cinco minutos. Retira del fuego y deja enfriar.
2. Utilízalo como desees, teniendo en cuenta el volumen adicional de líquido que se añade con el tinte. El colorante restante puede guardarse en el frigorífico hasta dos semanas.

COLORANTE ALIMENTARIO AMARILLO CONCENTRADO PARA PLATOS DULCES

1. Hierve 1 vaso de agua y añade 5 cucharadas de azúcar y 2 cucharaditas de cúrcuma molida.
2. Cuando el azúcar se haya disuelto, cuece a fuego lento hasta que se haya evaporado la mitad del líquido. Deja enfriar y utilízalo como desees.

96. HELADOS DE HIELO

Los polos, también conocidos como helados de hielo, son una de las golosinas favoritas del verano para calmar la sed y refrescar el cuerpo. Se hacen congelando zumo de fruta u otros líquidos con sabor dulce alrededor de un palito. Muchas de las marcas comerciales utilizan colorantes y saborizantes artificiales para hacer estas golosinas de vivos colores. Las versiones totalmente naturales son fáciles de hacer en casa utilizando una base de yogur, zumo, agua aromatizada o cualquier bebida que se pueda congelar. Si se añaden combinaciones de frutas, verduras, especias, frutos secos o hierbas aromáticas, se obtienen magníficas mezclas. Se pueden comprar moldes de varias formas y tamaños, pero también se pueden utilizar cubiteras y pequeños vasos que permitan ser congelados. Lo bueno de los moldes preparados es su fácil utilización; además, los polos se desmoldan sin esfuerzo.

Los polos no son solo para los niños. Los de cúrcuma son un delicioso manjar helado tanto para adultos como para niños y constituyen una forma agradable y cómoda de consumir cúrcuma en la dieta y aprovechar todos sus beneficios para la salud.

POLOS DE MANGO Y CÚRCUMA
- 1 vaso de leche de coco sin azúcar
- ½ vaso de mango fresco en trocitos
- 2 cucharadas de miel
- 1 cucharadita de cúrcuma molida
- ½ cucharadita de jengibre molido
- ½ cucharadita de vainilla
- Una pizca de pimienta negra

1. Mezcla todos los ingredientes en una batidora hasta que la mezcla quede suave.
2. Vierte en moldes para polos y mételos en el congelador durante varias horas.

97. HUEVOS DE PASCUA

La práctica de decorar cáscaras de huevo se remonta a miles de años atrás. Los huevos de avestruz se decoraban con oro y plata y se colocaban en las tumbas como símbolos de la muerte y el renacimiento. La tradición actual de decorar cáscaras de huevo de gallina comenzó con los cristianos de Mesopotamia, que teñían los huevos de rojo en recuerdo de la sangre de Cristo. La iglesia cristiana adoptó esta práctica y utilizó los huevos como símbolo de la resurrección de

Jesús. Esta costumbre se extendió por toda la cristiandad. Hoy en día, los huevos de gallina se tiñen de muchos colores, algunos con profusas decoraciones y bellos diseños. Los huevos de Pascua actuales también incluyen huevos de chocolate envueltos en papel de aluminio y huevos de plástico huecos rellenos de caramelos.

Teñir huevos de gallina durante la Semana Santa se ha convertido en una práctica muy extendida en muchos hogares y constituye una actividad divertida, aunque ensucie, tanto para niños como para adultos. Los huevos se cuecen y luego se enfrían. Se preparan tintes de distintos colores en varios platos y se introducen los huevos en el tinte durante varios minutos u horas. La cáscara absorbe el tinte y se tiñe del color. Suele añadirse colorante artificial al agua para conseguir este aspecto, pero también pueden utilizarse tintes naturales. La cúrcuma da un bonito color amarillo dorado a las cáscaras de huevo.

TINTE DE CÚRCUMA PARA HUEVOS DE PASCUA

1. Calienta 2 vasos de agua a fuego medio-alto y añade 2 cucharaditas de vinagre y 1 cucharadita de sal.
2. Cuando la sal se disuelva, añade 3 cucharadas de cúrcuma molida y mezcla bien.
3. Mantén la mezcla a fuego lento unos minutos y apaga. Vierte el líquido dorado en un recipiente de cristal y añade los huevos duros a temperatura ambiente. Cuanto más tiempo pasen los huevos en el líquido, más vivo será el color.

98. MIMOSAS

La mimosa es un cóctel muy popular en almuerzos y bodas. Tradicionalmente se sirve en una copa de champán con partes iguales de champán o vino espumoso y zumo de naranja. Las variantes de esta bebida suelen aumentar la proporción de champán y zumo o sustituir la naranja por otros zumos, como el de piña o arándanos. Para darle un toque picante y saludable, añade una pizca de cúrcuma en polvo o una pequeña cantidad de raíz de cúrcuma fresca rallada. El color de la bebida no solo se intensificará y resultará atractivo a la vista, sino que tu cuerpo se beneficiará de las propiedades antioxidantes, antiinflamatorias, antimicrobianas y cicatrizantes de la cúrcuma.

99. PLASTILINA AMARILLA
—

La famosa plastilina de la marca Play-Doh, el juguete infantil que acabó siendo incluido en la «Lista de los juguetes del siglo» por la Asociación de la Industria del Juguete de Estados Unidos en 2003, se desarrolló por primera vez como limpiador de papel mural en la década de 1930. Con la llegada del papel pintado de vinilo lavable y el cambio de las calefacciones de carbón por las de gas natural, su uso inicial quedó obsoleto. El producto se volvió a comercializar como un juguete de modelado para niños que era seguro e inocuo, no manchaba los dedos ni la ropa y era reutilizable, lo cual era todo lo que los padres querían de un juguete. Desde entonces, han aparecido otras marcas en el mercado y se pueden encontrar en una gran variedad de llamativos colores.

La plastilina se compone principalmente de agua, harina y sal. La marca comercial Play-Doh también incluye aglutinantes, conservantes, fragancias artificiales y colorantes, entre otros ingredientes. Dado que suelen ser los niños los que juegan con este juguete y debido a su tendencia a comérselo, hacer plastilina en casa con ingredientes por completo naturales ofrece mayor tranquilidad a los padres, al saber que sus hijos no están consumiendo nada que pueda ser potencialmente perjudicial. Se puede utilizar zumo de remolacha para el colorante rojo, pimentón para el naranja, espirulina en polvo para el verde, moras para el morado y cúrcuma para el amarillo.

RECETA DE PLASTILINA AMARILLA
- ½ vaso de agua
- ½ cucharadita de cúrcuma molida o ½ cucharada de cúrcuma fresca rallada
- ½ vaso de harina
- ¼ de vaso de sal
- ½ cucharada de crémor tártaro
- ½ cucharada de aceite de oliva

1. **Agua de cúrcuma.** Vierte ½ vaso de agua en una olla al fuego y añade ½ cucharadita de cúrcuma molida o ½ cucharada de cúrcuma fresca rallada. Lleva a ebullición y cuece a fuego lento durante diez minutos. Pasa el contenido por un colador fino.
2. **Plastilina.** Mezcla la harina, la sal y el crémor tártaro en un cuenco. Añade el aceite de oliva al agua con cúrcuma y, a continuación, mezcla con los ingredientes secos. Remueve constantemente hasta que se forme una masa blanda que se despegue de las paredes del recipiente (aproximadamente de tres a cinco minutos). Deja que la masa se enfríe lo suficiente como para poder manipularla cómodamente. Pasa la masa a una superficie enharinada y amasa hasta obtener una bola firme. Guárdala en un recipiente hermético.

100. TATUAJES TEMPORALES
—

La práctica del tatuaje es muy antigua y abarca muchas culturas. Hoy en día, los tatuajes son cada vez más populares: más del 35 % de la población mundial tiene, al menos, uno. El tinte se inyecta con una aguja mecanizada en la dermis, bajo la capa superior de la piel. Como la piel se lesiona, el cuerpo reacciona provocando hinchazón, enrojecimiento y dolor en la zona en un intento de eliminar lo que el organismo percibe como partículas extrañas. Sin embargo, gran parte del pigmento se queda durante el proceso de cicatrización, dejando un tatuaje permanente. Para quienes desean el valor estético de un tatuaje sin comprometerse para toda la vida, los tatuajes temporales son la solución. En ellos se utilizan tintes naturales pintados sobre la superficie de la piel que dejan una mancha que dura de varios días a varias semanas.

Uno de los métodos más populares para los tatuajes temporales es la alheña, una planta cuyas hojas secas y pulverizadas se convierten en una pasta. Con la pasta se pinta en las manos y los pies (y otras partes del cuerpo, si se desea) en intrincados diseños. Cuanto más tiempo se deje, más oscura será la mancha. Al principio, el color es anaranjado, pero en unos días se oscurece hasta alcanzar un marrón rojizo intenso. La cúrcuma puede utilizarse para realzar la belleza del tatuaje añadiendo un bonito color amarillo.

Para ello hay que humedecer un pincel en agua y mezclarlo directamente con cúrcuma en polvo. Se puede aplicar cuidadosamente a las partes del tatuaje que se desee. Deja que se seque y frota para eliminar el exceso de polvo. Aplica una segunda capa con el pincel. Haz esto varias veces hasta alcanzar el tono deseado. Este color debería

SALUD

BIENESTAR

BELLEZA

DECORACIÓN

durar unos dos días. La cúrcuma también puede utilizarse como tinte principal o único para crear dibujos. Mézclala con agua y aplícala sobre la piel con un pincel de punta fina o un pequeño aplicador con punta de plástico o metal.

101. TEÑIR CAMISETAS
—

El *tie-dye* es un término que describe el proceso de teñir parcial o totalmente una tela con diversos colores y diseños. La tela se dobla, retuerce o arruga y se ata en lugares estratégicos con gomas elásticas o cordeles. A continuación, se añade tinte a una parte o a toda la prenda, normalmente en colores vivos y llamativos. Aunque los primeros ejemplos de ropa teñida de esta forma se remontan a hace mil quinientos años, no fue hasta finales de la década de 1960 cuando la técnica dio lugar a una moda propia de la era de la música psicodélica; desde entonces sigue viva. Camisetas, pantalones, faldas, bufandas y sombreros teñidos se pueden encontrar en todo tipo de tiendas. Hay muchos kits caseros que se pueden comprar para decorar la propia ropa, pero una forma muy barata de hacerlo es aprovechando el tinte natural de la cúrcuma, siempre que quieras una creación en amarillo. Las fibras naturales son las que mejor funcionan, así que elige prendas 100 % de algodón —con diferencia, el más utilizado—, cáñamo, lino, lana o seda.

CAMISETA TEÑIDA
1. Lava una camiseta blanca nueva o vieja de algodón. No utilices suavizante porque recubrirá las fibras e impedirá que absorban todo el tinte.
2. Llena una olla grande de acero inoxidable con agua y vinagre en una proporción de cuatro a uno. Pon la camiseta en la olla a fuego medio-bajo durante una hora.

Esto ayudará a las fibras a mantener el tinte durante muchos lavados.

3. Al cabo de una hora, aclara la camiseta en el fregadero, hasta que desaparezca el olor a vinagre.

4. Una vez seca, extiende la camiseta en horizontal. Empezando por el centro, enrolla una goma elástica alrededor de unos cinco centímetros de tela. Haz lo propio con otros cinco centímetros de tela por debajo del primer elástico. Repite la operación hasta que toda la camiseta esté con elásticos espaciados a unos cinco centímetros los unos de los otros.

5. Aclara y vuelve a llenar la olla de agua. Esta vez, añade cúrcuma molida y mezcla bien. Cuanta más añadas, más brillante será el color amarillo de la camiseta; comienza con unas pocas cucharadas. Deja cocer a fuego lento durante veinte minutos.

6. Baja el fuego y mete la camiseta. Deja que la camiseta absorba el colorante amarillo entre treinta minutos y una hora, removiendo de vez en cuando.

7. Retira la olla del fuego y deja enfriar durante quince minutos.

8. Saca la camiseta y aclárala con agua fría hasta que salga transparente. Retira las gomas elásticas y aclárala de nuevo. La camiseta ya está lista para secarse y usarse.

9. Lava la camiseta sola las primeras veces, ya que puede desprender una pequeña cantidad de tinte y manchar otras prendas.

NOTAS